Thomas Szalai

Personalrisikomanagement

Personelle Risiken schnell erkennen

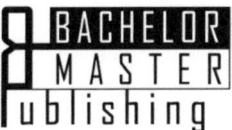

Szalai, Thomas: Personalrisikomanagement. Personelle Risiken schnell erkennen, Hamburg, Bachelor + Master Publishing 2017
Originaltitel der Abschlussarbeit: Personalrisikomanagement (PRM) für den Pflegebereich als Aufgabe und Herausforderung. Die Bedeutung der Implementierung eines PRM-Systems in deutschen Kliniken

Buch-ISBN: 978-3-95993-050-5
PDF-eBook-ISBN: 978-3-95993-550-0
Druck/Herstellung: Bachelor + Master Publishing, Hamburg, 2017
Zugl. Fern-Hochschule Hamburg, Hamburg, Deutschland, Diplomarbeit, Dezember 2016

Bibliografische Information der Deutschen Nationalbibliothek:
Die Deutsche Nationalbibliothek verzeichnet diese Publikation in der Deutschen Nationalbibliografie; detaillierte bibliografische Daten sind im Internet über http://dnb.d-nb.de abrufbar.

© Bachelor + Master Publishing, Imprint der Diplomica Verlag GmbH
Hermannstal 119k, 22119 Hamburg
http://www.bachelor-master-publishing.de, Hamburg 2017
Printed in Germany

Inhaltsverzeichnis

Abbildungsverzeichnis

Anlagenverzeichnis

Verzeichnis der Gesetze und Rechtsverordnungen

Aktiengesetz (AktG) vom 06.09.1965 (BGBl. I S. 1089), in Kraft getreten am 01.01.1966 zuletzt geändert durch Gesetz vom 10.05.2016 (BGBl. I S. 1142) m.W.v. 17.06.2016, § 91 Absatz 2.

Arbeitsgesetze (ArbG) vom 1. Juli 2011: XIII, 79. Auflage, Einführung.

Bürgerliches Gesetzbuch (BGB) vom 1. Februar 2009, i. d. F. v. 02.01.2002: 63. Auflage, § 611 (1), Vertragspflichten beim Dienstvertrag.

GStrukG vom 01.01.1993 Gesundheitsstrukturgesetz (Gesetz zur Sicherung und Strukturverbesserung der gesetzlichen Krankenversicherung), Bundesgesetzblatt 1992, Teil 1, zuletzt geändert am 25.11.2003.

GmbH-Gesetz (GmbHG) vom 20.04.1892 (RGBl. I S. 477) zuletzt geändert durch Gesetz vom 10.05.2016 (BGBl. I S. 1142) m.W.v. 17.06.2016, § 43 Absatz 1 und 2.

Grundgesetz (GG) für die Bundesrepublik Deutschland in der im Bundesgesetzblatt Teil III, Gliederungsnummer 100-1, veröffentlichten, bereinigten Fassung, das zuletzt durch Artikel 1 des Gesetzes vom 11.Juli 2012 (BGBl.I S. 1478) geändert worden ist. Ausfertigungsdatum: 23.05.1949.

KHG (1972): Krankenhausfinanzierungsgesetz in der Fassung der Bekanntmachung vom 10. April 1991 (BGBl. I S. 886), das zuletzt durch Artikel 1 des Gesetzes vom 10. Dezember 2015 (BGBl. I S. 2229) geändert worden ist.

KonTraG (1998): Gesetz zur Kontrolle und Transparenz im Unternehmensbereich (KonTraG, §91 Abs. 2 AktG) vom 27. April 1998.

SGB V (2011): Gesetzliche Krankenversicherung vom 20.12.1988, BGBl.1988 I: 2477, i. d. F. v. 22.12.2011, BGBl.2011 I: 3057.

TransPuG (2002): Gesetz zur weiteren Reform des Aktien- und Bilanzrechts, zu Transparenz und Publizität (Transparenz- und Publizitätsgesetz) vom 19. Juli 2002.

Abkürzungsverzeichnis

Abb.:	Abbildung
AktG:	Aktiengesetz
ArbG:	Arbeitsgesetz
BetrVG:	Betriebsverfassungsgesetz
BGB:	Bürgerliches Gesetzbuch
bzw.:	beziehungsweise
ca.:	circa
DBfK:	Deutscher Berufsverband für Pflegeberufe
DGFP:	Deutsche Gesellschaft für Personalführung
d.h.:	das heißt
DRG:	Diagnosis Related Groups
ebd.:	ebenda
EBM:	Einheitlicher Bewertungsmaßstab
e.V.:	eingetragener Verein
f.:	folgende
ggf.:	gegebenenfalls
GKV:	Gesetzliche Krankenversicherung
GmbHG:	Gesetz betreffend die Gesellschaften mit beschränkter Haftung (GmbH- Gesetz)
GMG:	Gesetz zur Modernisierung der gesetzlichen Krankenversicherung
HC:	Human Capital
HGB:	Handelsgesetzbuch
HR:	Human Resources
HRM:	Human Resource Management
IAB:	Institut für Arbeitsmarkt- und Berufsforschung
i. G.:	im Ganzen
IDW:	Institut der Wirtschaftsprüfer
KHG:	Krankenhausfinanzierungsgesetz
KonTraG:	Gesetz zur Kontrolle und Transparenz im Unternehmensbereich

MA:	Mitarbeiter
MitbestG:	Gesetz über die Mitbestimmung der Arbeitgeber (Mitbestimmungsgesetz)
Mio.:	Millionen
Mrd.:	Milliarden
o.g.:	oben genannt
o.J.:	ohne Jahrgang
PE:	Personalentwicklung
PPR:	Pflegepersonalregelung
PRM:	Personalrisikomanagement
PS:	Prüfstandard
s.:	siehe
SMN:	Sozial Media Netzwerk
TransPuG:	Gesetz zur weiteren Reform des Aktien und Bilanzrechts, zu Transparenz und Publizität
usw.:	und so weiter
vgl.:	vergleiche
z.B.:	zum Beispiel
z.T.:	zum Teil

1 Einführung

In Deutschland sind die Folgen der demographischen Entwicklung heute in allen Personalabteilungen angekommen und der zukünftig zu erwartende Mangel an Fachkräften und die überalternde Gesellschaft sind hinreichend bekannt. Vor allem die Gesundheitsbranche wird von dieser Entwicklung betroffen sein (vgl. Steenberg 2015: VII). Da Krankenhäuser Dienstleistungsunternehmen sind, die ihre Erträge größtenteils aus dem Verkauf von Dienstleistung erzielen, wird der wirtschaftliche Erfolg eines Krankenhauses folglich überproportional stark von dessen personeller Ausstattung abhängen (vgl. Steenberg 2015: 6).

Laut statistisches Bundesamt sank die Zahl der Krankenhäuser in Deutschland im Zeitraum von 1991 bis 2014 um 455 auf 1956 Kliniken. Gleichzeitig stieg die Zahl der behandelten Fälle (Fallzahlen) von 14.576.613 Mio. auf 19.239.574 Mio. (vgl. Statistisches Bundesamt 2015: 11). Bis zum Jahr 2030 werden ca. 3 Mio. pflegebedürftige Menschen erwartet (vgl. Statistisches Bundesamt 2010: 30). Seit 1996 verzeichnen wir einen fortschreitenden Abbau von Pflegestellen. Bis 2006 wurden mehr als 50.000 Vollkräfte im Pflegedienst abgebaut (vgl. Simon 2009: 102). Die Anforderungen an die qualitativ hochwertige Versorgung von Patienten erhöhen sich immer mehr. 2015 lag die Verweildauer der Patienten in den Kliniken im Durchschnitt bei nur noch 7,3 Tagen (vgl. Statistisches Bundesamt 2015: 8). Dadurch verdichtet und beschleunigt sich die Arbeit am Patienten besonders in der Akutphase der Versorgung. Hinzu kommt der Mehraufwand durch zusätzlich geforderte Qualitätskontrollen und Dokumentation, sodass die Zeit am Patienten für die Akteure der Gesundheitsbranche letztendlich immer knapper wird.

Aufgrund der sich ständig verändernden neuen gesetzlichen Anforderungen und steigenden Fallzahlen verschärft sich der Konkurrenzkampf für die Kliniken am Gesundheitsmarkt immer weiter. Um diesem immensen Koordinations-, Kosten- und Effizienzdruck standzuhalten, gibt es seit einigen Jahren Konsolidierungsbestrebungen um sich am Markt behaupten zu können.

Lange Zeit wurde in der Praxis und in der Wissenschaft übersehen, dass schon ein aus betriebswirtschaftlicher Sicht implementiertes Personalrisikomanagement ein effizientes Instrument zur Steuerung operationeller Risiken für die Unternehmen darstellen kann (vgl. Paul 2005: 5). Erst durch die gesetzlichen Vorgaben und die Erfordernisse eines Ratings, rückte das Thema Personalrisiko und Personalrisikomanagement in den Fokus der Wissenschaft und Praxis (vgl. ebd. 2005: 5). Vor dem Hintergrund gesetzlicher und marktwirtschaftlicher Entwicklungen wächst die Bedeutung des Risikomanagements. Die Schaffung von Transparenz bei der Beurteilung der Risikoexposition eines Unternehmens ist deshalb nicht nur eine funktionierende Rechnungslegung und ein effizientes Controlling, sondern auch ein wirksames Risikomanagement (vgl. ebd. 2005: 5).

Die folgende Arbeit beschreibt die Personalmanagementproblematik und gibt einen Überblick über die Beiträge aus Wissenschaft und Praxis im Zusammenhang mit dem Thema Personalrisikomanagement (PRM) in deutschen Kliniken. Das Ziel dieses Beitrags ist die Vorstellung der Gestaltung eines PRM - Systems zur Implementierung im Klinikbereich.

Die Arbeit gliedert sich in 12 Kapitel. Im Kapitel 1 wird dem Leser die Problemstellung und Zielsetzung der Arbeit näher gebracht. Danach folgt die Definition der Begriffe: Risiko, Risikomanagement und Personalrisiko. In Kapitel 3 erfolgt ein kurzer geschichtlicher Exkurs über die Finanzierung der Krankenhäuser in Zusammenhang mit den Gesetzesreformen. Zudem wird die demographische Entwicklung in Bezug auf Patienten und Arbeitnehmer dargestellt sowie der Wettbewerb um Pflegefachkräfte. Nach einer umfangreichen Literaturrecherche wird zunächst die Ausarbeitung des Themenkomplexes Personalmanagement mit ihren Kernprozessen und anschließenden Strategien zur Erhaltung und Bindung der Arbeitskraft an das Unternehmen in Kapitel 5 dargestellt. Anschließend werden tangierte gesetzliche Grundlagen, institutionelle Anforderungen und die Stellung der Kliniken am Gesundheitsmarkt aufgezeigt. Der Nutzen eines Personalrisikomanagement - Systems für die Kliniken in Deutschland ist Gegenstand des 7. Kapitels. Hier werden Ziel und Zweck des PRM vorgestellt und der Prozess beschrieben.

In Kapitel 8 wird die Kennzahlentabelle zur Risikoeinschätzung im Detail vorgestellt. Um ein genaueres Bild davon zu bekommen, wie Personalrisiken zu erkennen und einzuschätzen sind, erfolgt im Anschluss eine Auswertung und Maßnahmenableitung anhand eines Praxisbeispiels. Kapitel 10 zeigt wie wichtig die Nutzung von Frühwarnindikatoren in Bezug auf organisatorische und individuelle Gefahren ist. Die Ausführung der Bedeutung des Personalrisikomanagements für Krankenhäuser in Deutschland erfolgt in Kapitel 11. Den Abschluss bildet Kapitel 12 mit einer Zusammenfassung und einem Ausblick über diesen Themenkomplex.

2 Begriffsabgrenzung

Da in der Einführung schon fortgesetzt auf die Begriffe Risiko, Risikomanagement und Personalrisiko rekurriert wurde, ohne diese zu näher definieren, erscheint es sinnvoll an dieser Stelle diese Schlüsselbegriffe zu erläutern. Nachfolgend werden zu den drei oben genannten Termini Begriffsdefinitionen vorgenommen, damit im weiteren Verlauf konzeptionelle Überlegungen dargelegt werden können.

2.1 Risiko

In der Literatur wird der Begriff Risiko unterschiedlich definiert und findet daher im alltäglichen, als auch im wissenschaftlichen Sprachgebrauch verschiedenartige Verwendungen. Die Herkunft des Wortes ist nicht eindeutig bestimmbar. Laut Duden bedeutet dieser Begriff so viel wie Wagnis, Gefahr, Verlustmöglichkeit bei unsicheren Unternehmungen (vgl. Duden 2015: 942).

In der ökonomischen Betrachtung wird meist die Auffassung vertreten, dass unter Risiko die Abweichung des tatsächlichen vom prognostizierten Ergebnis einer unternehmerischen Aktivität zu verstehen ist. Dabei umfasst dieser Risikobegriff grundsätzlich auch die vorhandenen Chancen, die sich durch unternehmerisches Handeln ergeben (vgl. Ackermann 1999: 48; Middendorf 2006: 19 f.).

Unter Risiko im engeren Sinne wird die Wahrscheinlichkeit verstanden, dass konträr der Erwartung ein positives Ergebnis nicht bzw. ein negatives Ergebnis eintritt. Allerdings können Entscheidungen sowohl Chancen als auch Risiken hervorrufen (vgl. Przybilla 2008: 6).

Die Risikomatrix in der folgenden Abbildung zeigt die Ausmaße der Verbundenheit von "Wahrscheinlichkeit" und "Folgen/Schadenshöhe", die eine Beschreibung der Größe des Risikos sichtbar werden lassen. So kann es genügen, bei einem bedeutungslosen und geringen Risiko die Situation zu beobachten. Bei einem mäßigen Risiko sollte die Planung von Maßnahmen erwogen werden. Ist ein bedeutsames Risiko identifiziert, so müssen baldige Maßnahmen folgen, um das Risiko zu minimieren. Ein klassifiziertes unerträgliches Risiko verlangt sofortige Maßnahmen um potentiellen Schaden zu verhindern bzw. zu mindern (vgl. Przybilla 2008: 7).

Wahrscheinlichkeit des Austritts von Leistungsträgern	Folgen des Austritts von Leistungsträgern für das Unternehmen		
	Gering	Schädlich	Ernst
Unwahrscheinlich	1. Bedeutungsloses Risiko ⬇ Situation beobachten	2. Geringes Risiko ⬇ Situation beobachten	3. Mäßiges Risiko ⬇ Planung von Maßnahmen
Möglich	2. Geringes Risiko ⬇ Situation beobachten	3. Mäßiges Risiko ⬇ Planung von Maßnahmen	4. Bedeutsames Risiko ⬇ Baldige Maßnahmen
Wahrscheinlich	3. Mäßiges Risiko ⬇ Planung von Maßnahmen	4. Bedeutsames Risiko ⬇ Baldige Maßnahmen	5. Unerträgliches Risiko ⬇ Sofortige Maßnahmen

Abbildung 2-1: Risikomatrix (nach Przybilla 2008: 7; In Anlehnung an Lappalainen 2000: 15, eigene Darstellung)

Die Risikomatrix verdeutlicht die Größe des Risikos, die von den Faktoren "Wahrscheinlichkeit" und "Folgen" abhängt und die Dringlichkeit von Gegenmaßnahmen stark beeinflussen kann.

2.2 Risikomanagement

Die Anwendung eines wirksamen Risikomanagements sollte dazu dienen, Risiken, die mit unternehmerischen Tätigkeiten verbunden sind kalkulierbarer und beherrschbarer zu machen, um so die Entstehung der Schäden zu verhindern bzw. deren Folgen zu verringern.

Nach Middendorf et al. ist der Begriff Risikomanagement nicht einheitlich definiert. Je nach Blickwinkel werden juristische, betriebswirtschaftliche oder andere Aspekte wie z.B. medizinische Problemstellungen in den Vordergrund der Definition gerückt. Risikomanagement dient als zielgerichtete Planung, Koordination, Ausführung und Kontrolle von Maßnahmen, um Risiken zu minimieren damit die Systemziele des Unternehmens erreicht werden können (vgl. Middendorf et al. 2006: 24).

Im Gesundheitswesen wird Risikomanagement vorrangig als „organisatorische Anstrengung zur Identifikation, Bewertung und Reduzierung, wo angemessen, von Risiken gegenüber Patienten, Besuchern, Mitarbeitern und Vermögenswerten der Organisation" (Kavaler, Spiegel 2003: 3) verstanden.

Unter klinischem Risikomanagement verstehen Führing und Gausmann ein Präventionssystem, das Risiken der Patientenversorgung reduzieren soll und die Zielsetzung der ständigen Verbesserung der Behandlungsqualität und Patientensicherheit hat sowie die Abwehr ungerechtfertigter Anspruchsstellungen von Patienten gegen die Institution Krankenhaus (vgl. Führing, Gausmann 2004: 29 f.).

Das Ziel des Risikomanagements ist, "die bereits bestehenden oder zukünftig entstehenden Risiken so zu steuern, dass der Wert eines Unternehmens durch die Verringerung von Risiken bei weiter bestehenden Ertragschancen gesteigert wird und sichergestellt ist, dass die Risikoposition eines Unternehmens, d.h. die Gesamtheit der vom Unternehmen eingegangenen Risiken, dessen Risikotragfähigkeit nicht übersteigt" (Müller 2003: 8).

Als Basismaßnahme für einen effektiven Umgang mit Risiken ist eine generelle Bestandsaufnahme aller Risiken durchzuführen (vgl. Middendorf 2006: 27). Die allgemeinen Aufgaben des Risikomanagementprozesses werden in einem Regelkreis (siehe Abbildung 2-2) dargestellt und umfassen die wichtigsten Aktivitäten im Umgang mit Unternehmensrisiken.

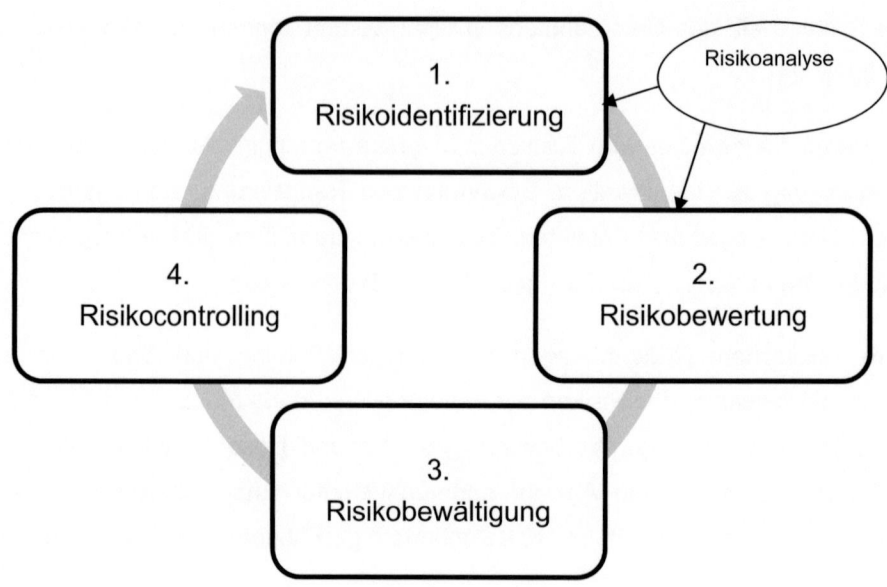

Abbildung 2-2: Risikomanagementkreislauf (nach Middendorf 2006: 27, eigene Darstellung)

Die Risikoanalyse gehört zum Risikomanagementprozess und umfasst die Bereiche Risikoidentifikation und Risikobewertung. Die Risikoidentifizierung untersucht die einzelnen Risikobereiche systematisch im Hinblick auf potenzielle Risiken. Die Phase der Risikobewertung umfasst die Quantifizierung des Risikos auf den Unternehmenserfolg. Das Ausmaß des Risikos wird dabei bestimmt durch die Wahrscheinlichkeit des Wiederauftretens und die Höhe des damit verbundenen Schadens (vgl. Middendorf 2006: 27). Im Rahmen der Risikobewältigung sind die Maßnahmen zur Bewältigung der Risiken auf den Ergebnissen aufbauend festzulegen. Das Risikocontrolling kontrolliert bzw. evaluiert sowohl alle Risiken im Hinblick auf ihren Eintritt, als auch alle durchgeführten Maßnahmen hinsichtlich ihrer Wirkungsweise (vgl. ebd. 2006: 28-30).

2.3 Personalrisiko

In den letzten Jahren ist die Sensibilität für Risiken durch den immer schnelleren Wandel in allen Bereichen der Arbeitswelt gestiegen. Die Personalrisiken werden heute zwar fundierter aber oftmals unsystematisch diskutiert (vgl. Kobi 2012: V). Klöti vertritt die Ansicht, dass aufgrund der häufig mangelnden Quantifizierbarkeit, die Messung von Personalrisiken grundsätzlich schwierig ist. Personalrisiken können nicht komplett vermieden werden, da sie gleichzeitig im sozioökonomischen System inhärent sind (vgl. Klöti 2008: 53).

Obwohl der Begriff Risikomanagement in der Literatur schon lange existiert und das Thema in der Tiefe schon gut beleuchtet ist, hat sich die Diskussion darüber überwiegend auf finanzmathematische und bilanztechnische Aspekte fokussiert (vgl. Paul 2005: 5). Paul ist auch der Ansicht, dass neben diesen in weiten Teilen erforschten Bereichen des Risikomanagements ein bisher vernachlässigter Teilbereich zunehmend an Aufmerksamkeit erlangt. So gewinnt der Begriff Personalrisiko, als sogenanntes operationelles Risiko, besonders in der freien Marktwirtschaft, neben den herkömmlichen Finanz- und Marktrisiken immer mehr an Bedeutung (vgl. ebd. 2005: 5).

2.4 Hauptfelder von Personalrisiken

In der Literatur finden sich unterschiedliche Ansätze zur Betrachtung von Personalrisiken. Als Vorreiter im deutschen Sprachraum hatte Kobi schon 1999 den Begriff Personalrisiken geprägt und konzipierte im Bereich Personalrisikomanagement die vier Hauptrisikofelder (vgl. Kobi 1999: 13 f.; 2002: 17; 2012: 7):

1. Engpassrisiko (fehlende Leistungsträger)
2. Austrittsrisiko (gefährdete Leistungsträger)
3. Anpassungsrisiko (falsch qualifizierte Mitarbeitende)
4. Motivationsrisiko (zurückgehaltende Leistungen)

Bei fehlendem Personal besteht ein Engpassrisiko. Das heißt, dass die Bedarfslücke auf eine zu geringe Personalzahl deutet und die Potenziallücke auf die vom Unternehmen nicht genutzten Potenziale der vorhandenen Mitarbeiter hinweist (vgl. Kobi 2002: 17). Praxisbeispiele dafür sind unterbesetzte Pflegeschichten, fehlende Vertreterregelungen bei Personalausfällen, mangelndes Personal für strategische Projekte und Hilfstätigkeiten, die von Pflegekräften und Ärzten ausgeführt werden (vgl. Steenberg 2015: 39).

Bei einem Austrittsrisiko verlassen Leistungsträger das Unternehmen, ohne dass deren Nachfolge gesichert ist (vgl. Kobi 2002: 17). Das bedeutet, dass die Nachfolgeplanung beim Austritt eines erfahrenen Mitarbeiters unzureichend geregelt ist. Insbesondere ein bevorstehender Renteneintritt eines Leistungsträgers ohne Nachfolgeplanung ist ein klassisches Austrittsrisiko und führt zum Verlust von Wissen und Arbeitskraft. Dies wiederum führt zu finanziellen Einbußen, da Leistungen in entsprechender Qualität nicht mehr erbracht werden können (vgl. Steenberg 2015: 39 f.).

Von einem Anpassungsrisiko spricht man bei nicht ausreichend bzw. falsch qualifizierten Arbeitskräften. Dies führt durch ineffizienten Personaleinsatz wiederum zu hohen Kosten und damit zu einer Gewinnschmälerung (vgl. vgl. Kobi 2002: 17; Steenberg 2015: 39).

Wenn Mitarbeiter ihre Arbeitsleistung zurückhalten, handelt es sich um ein Motivationsrisiko. Das können einerseits an Burn-Out erkrankte Ärzte und Pflegefachkräfte sein, oder demotivierte Mitarbeiter, die innerlich gekündigt haben. Andererseits gibt es auch älteres Personal, das den gestiegenen Anforderungen nicht mehr gewachsen ist (vgl. Kobi 2002: 17; Steenberg 2015: 40).

Klaffke hat in Anlehnung und Erweiterung an Kobi, fünf Risikohauptfelder zusammengefasst (vgl. Klaffke 2009: 8 f.). Als fünftes Hauptfeld postuliert Klaffke das Integrationsrisiko. Dabei beziehen sich die Integrationsrisiken auf Friktionen im Leistungserstellungsprozess, die durch zunehmende Heterogenität der Mitarbeiter, bedingt durch unterschiedliche soziale, kulturelle, ethnische und auch Erfahrungshintergründe, im Unternehmen auftreten können (vgl. Klaffke 2009: 9 und 15).

Klaffke definiert die Risiken des Personalmanagements als "Umstände [...], welche die Erfüllung der personalwirtschaftlichen Gesamtaufgabe negativ beeinflussen und dadurch das Erreichen der unternehmerischen Ziele gefährden" (Klaffke 2009: 8).

Steenberg hat anstelle des Integrationsrisikos die Kategorie Strukturrisiko als fünftes Hauptfeld herausgearbeitet. Es beinhaltet einen starken Wettbewerb um Fachkräfte, dem die deutschen Kliniken bereits heute ausgesetzt sind. Das Strukturrisiko umfasst die Faktoren ungünstiges wirtschaftliches Umfeld, ungünstige Unternehmensstruktur, ungünstige Führungsstruktur und unzureichendes Personalmanagement (vgl. Steenberg 2015: 50).

Des Weiteren ist die Unterscheidung der Risiken hinsichtlich deren Ursachen sinnvoll. So werden die vom Krankenhaus selbst verursachten und folglich auch beeinflussbaren Risiken als endogene Risiken bezeichnet. Exogene Risiken haben ihre Ursache außerhalb der Klinik, können aber trotzdem die Risikoposition beeinträchtigen. Beispielsweise ist in strukturstarken Regionen mit einer hohen Krankenhausdichte die Nachfrage nach Fachkräften überproportional höher als in strukturschwachen Regionen (vgl. Steenberg 2015: 50 f.).

3 Derzeitige Situation in deutschen Krankenhäusern

Im Gesundheitssystem stellt der Krankenhaussektor mit 78,8 Milliarden Euro den größten Kostenblock mit steigender Tendenz dar (Reifferscheid et al. 2015: 3). Dabei sind die Personalkosten mit knapp 60% der größte Ausgabenblock der Krankenhausgesamtkosten. Der Anteil der Sachkosten beträgt ca. 38% (Gary 2013: 17). Die aktuelle gesundheitspolitische Diskussion zeigt gegenwärtig keinen klaren Konsens in Bezug auf die Reformbedarfe und Verteilung der finanziellen Mittel (Reifferscheid et al. 2015: 3).

Bereits 2010 zeigte die Unternehmensberatung PricewaterhouseCoopers in einer Studie, dass der zunehmende Personalmangel Hauptursache für die hohen Kosten ist und der volkswirtschaftliche Schaden bis 2030 aufgrund nicht besetzter Stellen rund 30 Mrd. Euro beträgt (Oswald 2010: 10). Somit wird der Fachkräftemangel nicht nur eine volkswirtschaftliche sondern auch eine personalstrategische Gestaltungsaufgabe (vgl. Eckelt 2014: 236).

3.1 Entwicklung der Krankenhauslandschaft ab 1936

Das deutsche Gesundheitssystem befindet sich seit Jahrzehnten in einem kontinuierlichen Reformprozess und die Entwicklung der Krankenhauslandschaft in Deutschland ist seit 1936 durch mehrere Gesetze und Gesundheitsreformen geprägt. Die wichtigsten Veränderungen sind nachfolgend beschrieben.

Bis 1936 galt in Deutschland die freie Krankenhausfinanzierung. Verhandelt wurde nach dem Sachleistungsprinzip zwischen Krankenhäusern und Krankenkassen. Eine staatliche Reglementierung gab es bis dato nicht (vgl. Goedereis 1999: 12). Aufgrund der unterschiedlichen, teilweise horrenden Preisforderungen der Krankenhäuser gegenüber den Krankenversicherungen, sah sich der Staat 1936 zum ersten Mal gezwungen mit einer Preisstoppverordnung in die Preisgestaltung der Krankenhäuser einzugreifen.

Von 1936 bis 1972 herrschte eine monistische Krankenhausfinanzierung, d.h. die Krankenkassen waren die alleinigen Finanzierungsträger. Die Folge war eine Unterfinanzierung des Gesundheitswesen und kein weiterer Ausbau der Kliniken (vgl. ebd. 1999: 13).

Mit dem Inkrafttreten des Krankenhausfinanzierungsgesetzes (KHG) 1972 erfolgte die Finanzierung der Krankenhäuser nach dem Prinzip der dualen Finanzierung. So werden ab diesem Zeitpunkt die Investitionskosten von den jeweiligen Bundesländern übernommen, wo hingegen die Betriebskosten weiterhin von den Krankenkassen getragen werden (vgl. Janssen 1999: 61). Ziel und Zweck des § 1 Abs. 1 KHG waren wirtschaftliche Sicherung der Krankenhäuser, bedarfsgerechte Versorgung der Bevölkerung und sozialverträgliche Pflegesätze. Der Patient hat zusätzlich die Möglichkeit Wahlleistungen in Anspruch zu nehmen. Die Kosten dafür muss der Patient selbst tragen.

Das Prinzip der dualen Krankenhausfinanzierung, in Abbildung 3-1 wird am Beispiel Berlin schematisch dargestellt.

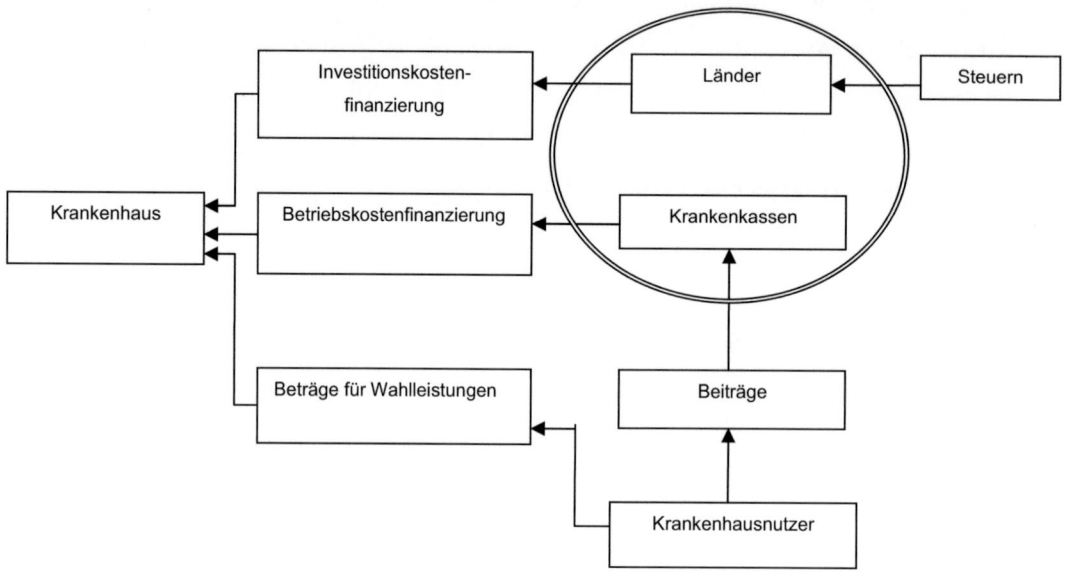

Abbildung 3-1: Duale Krankenhausfinanzierung (Quelle: Senatsverwaltung für Gesundheit und Soziales Berlin, eigene Darstellung)

Das im Januar 1993 eingeführte Gesetz zur Sicherung und Strukturverbesserung der gesetzlichen Krankenversicherung, kurz Gesundheitsstrukturgesetz (GStrukG), verfolgte mehrere Ziele. Durch verschiedene Maßnahmen wie z.B. die Einführung von Fallpauschalen und Sonderentgelten sollten die Kliniken zu einer wirtschaftlichen Betriebsführung angehalten, eine leistungsgerechte Vergütung sichergestellt und die Beitragssätze der Krankenkassen stabilisiert werden (vgl. Deutscher Bundestag 1994: 66-71). Zugleich wurde die Pflegepersonalregelung,[1] mit dem Ziel "eine ausreichende, zweckmäßige und wirtschaftli-

---

[1] Die Pflegepersonalregelung (PPR) wurde 1992 als leistungsorientiertes Berechnungsinstrument für den Personalbedarf der stationären Krankenpflege eingeführt und trat nach Aufnahme in das Gesundheitsstruktur-

che sowie an einer ganzheitlichem Pflegekonzept orientierte Pflege [...] zu gewährleisten", eingeführt (Art. 13 §1 (3) GStrukG von 1993). Hinzu kam die freie Kassenwahl für alle Versicherten, die Budgetierung der ärztlichen Einkommen und die verstärkte Privatisierung der Krankheitskosten (vgl. Böckmann 2007: 10).

Aus Kostengründen wurde mit dem GKV-Gesundheitsreformgesetz 2000, dem Fallpauschalengesetz 2002 und GKV-Gesetz zur Modernisierung der gesetzlichen Krankenversicherung (GMG) 2004 unter anderem das pauschalierte Vergütungssystem (DRG´s[2]) für allgemeine Krankenhausleistungen eingeführt. Seitdem werden die Leistungen nicht mehr nach Pflegetagen der Patienten abgerechnet, sondern nach standardisierten Fallpauschalen pro Behandlungsfall. Sinn und Zweck der flächendeckenden Einführung der DRG´s war die bedarfsgerechte Vergütung und die Reduktion der Verweildauer.

Weitere Ziele dieser Reformen sind die Erhaltung der Solidargemeinschaft, mehr Eigenverantwortung der gesetzlich Versicherten und Senkung der Lohnnebenkosten. Das bedeutet für die Versicherten z.B. höhere Zuzahlungen für Arznei- und Verbandsmittel. Bis heute sind viele Gesetzesänderungen und Reformen umgesetzt worden und die bisher letzte Reform im Bereich Gesundheit und Pflege ist zum 01.01.2016 in Kraft getreten. Relevante Veränderungen für den Klinikbereich sind individuelle Entgelte für Kliniken mit Palliativmedizin und Pflegestellen-Förderprogramme. (vgl. Bundesministerium für Gesundheit, Pressemitteilung 2015).

Die Abbildung 3-2 auf der folgenden Seite zeigt die wichtigsten Gesetzesänderungen und Reformen, mit Einfluss auf die Krankenhausfinanzierung in Deutschland auf einem Zeitstrahl.

---

gesetz im Januar 1993 in Kraft. Bereits 1997 wurde die PPR wieder abgeschafft (vgl. Reifferscheid, Thomas, Pomorin, Wasem 2014:21).

[2] ["...] ärztlich-ökonomische Patientenklassifikationssysteme, in welchen die Behandlungsfälle von Akutkrankenhäusern in eine beschränkte Anzahl klinisch definierter Gruppen mit möglichst ähnlichen Behandlungskosten eingeteilt werden" (Fischer 2002: 24).

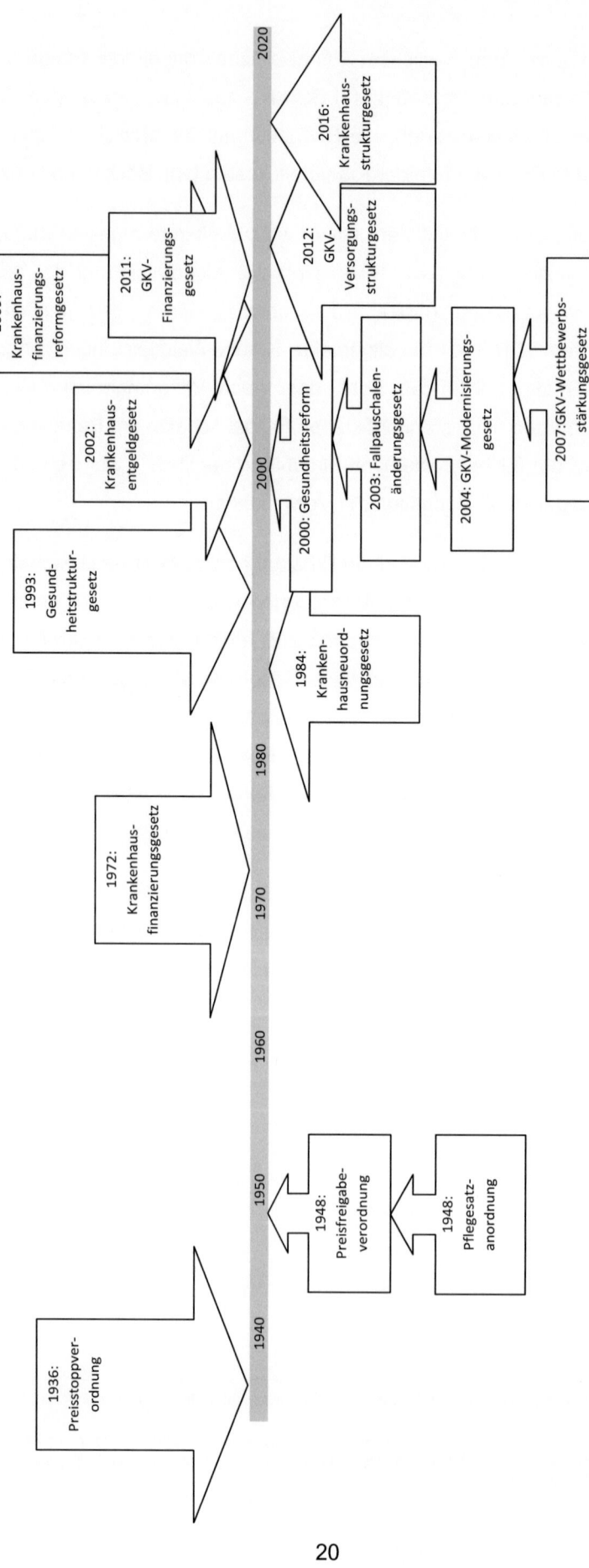

Abbildung 3-2: Geschichtliche Entwicklung der Krankenhausfinanzierung (nach Fleßa o. J.: eigene Darstellung)

3.2 Demographische Entwicklung von Pflegekräften und Patienten

Auf dem deutschen Arbeitsmarkt kommt es zu tiefgreifenden Veränderungen. Der demografische Wandel führt zu einem Rückgang der Bevölkerungszahlen und setzt einen erheblichen Alterungsprozess der deutschen Gesellschaft in Gang. Abhängig von der Höhe der Zuwanderung verringert sich damit auch das Angebot an Arbeitskräften und ältere Arbeitnehmer stellen einen immer größeren Teil der Mitarbeiter dar (Allmendinger, Ebner 2006: 227).

In einem Kurzbericht des Instituts für Arbeitsmarkt- und Berufsforschung (IAB) wird ein Rückgang des Erwerbspersonenpotentials[3], zwischen 2008 und 2025 um 3,5 Mio. auf 41,25 Mio. erwartet. Berücksichtigt sind dabei eine Steigerung der Frauenerwerbsbeteiligung und die Erhöhung der Lebensarbeitszeit sowie eine jährliche Nettozuwanderung von 100.000 Personen. Setzt sich dieser Trend fort, geht das Arbeitskräfteangebot bis 2050 um 12 Mio. zurück (vgl. IAB 2011: 1).

Aufgrund der prognostizierbaren demografischen Entwicklung, des Bindungsverlustes der Mitarbeiter für sein Unternehmen und der steigenden Personalinvestitionen durch die Entwicklung zur Dienstleistungs- und Wissensgesellschaft auf dem gesamten Arbeitsmarkt, erscheint es sinnvoll, eine stärkere Einbeziehung von Aspekten des Personals und des Personalmanagements in Konzeptionen des Risikomanagements zu leisten. Der Faktor Mensch wird zunehmend zur kritischen Ressource, die eine besondere Aufmerksamkeit der Unternehmensführung verlangt (vgl. Führing 2006: 3 f.). Besonders auf junge, gut ausgebildete Leistungsträger bzw. Schlüsselpersonen mit einem niedrigeren Grad an Commitment sollte geachtet werden. Zudem bekommt die Vereinbarkeit von Familie und Beruf mit Blick auf das Erwerbspersonenpotential von Frauen und die steigende Zahl von Alleinerziehenden eine zunehmende an Relevanz (vgl. Klaffke 2009: 119).

3.2.1 Steigender Pflegebedarf

Der Alltag der Pflegeberufe hat sich in den letzten Jahren stark verändert. Vor besonderen Herausforderungen steht das Gesundheitssystem bei der Versorgung älterer und hochaltriger[4] Patienten (vgl. Bundesministerium für Bildung und

---

[3] Erwerbspersonenpotential ist die Summe aus Erwerbstätigen, Erwerbslosen und stiller Reserve und bildet die Obergrenze des Angebots an Arbeitskräften (vgl. Gabler Wirtschaftslexikon 2016: (Hrsg.) Springer Gabler Verlag).

[4] Als Hochaltrig werden Menschen bezeichnet, die älter als 80 Jahre sind (vgl. Statistisches Bundesamt 2015: 24).

Forschung Bekanntmachung vom 08. Juni 2016). Die demographische Entwicklung in Deutschland führt in den nächsten Jahren zu einer Zunahme von hochaltrigen Menschen mit Multimorbidität. Laut Berechnungen des Statistischen Bundesamtes steigt die Anzahl der pflegebedürftigen Menschen bis zum Jahr 2030 auf ca. 3 Millionen an (vgl. Statistisches Bundesamt 2010: 30). Das bedeutet für alle Akteure im Versorgungsprozess von Patienten eine zunehmende Leistungsverdichtung.

Im Jahr 2060 werden in Deutschland bei Fortsetzung der demografischen Trends, von ehemals 80,8 Millionen Einwohner in 2013 voraussichtlich nur noch rund 68 Millionen (bei kontinuierlicher Entwicklung und schwächerer Zuwanderung) bzw. rund 74 Mio. Einwohner (bei kontinuierlicher Entwicklung und stärkerer Zuwanderung) leben (vgl. Statistisches Bundesamt 2015: 6). Bedingt durch die spürbaren strukturellen Veränderungen in der Zusammensetzung der Bevölkerung ist der Rückgang der Einwohnerzahl erklärbar.

Die Anzahl der Personen im erwerbsfähigen Alter – heute üblicherweise von 15 bis 65 Jahre – lag 2013 bei 49,2 Mio. Menschen. 2060 werden nur noch 38 Mio. Menschen (-23 %) im erwerbsfähigen Alter sein, vorausgesetzt der Wanderungssaldo sinkt bis zum Jahr 2021 auf 200.000 ab, (vgl. ebd. 2015: 6).

Die Zahl der Hochbetagten (80 Jahre und älter) lag 2013 bei 4,4 Mio. (5.4% der Bevölkerung) und wird im Jahr 2050 auf fast 10 Mio. ansteigen (vgl. ebd. 2015: 6).

Abbildung 3-3 verdeutlicht die Entwicklung des demographischen Wandels anhand von 3 Alterspyramiden in unterschiedlichen Zeitabschnitten.

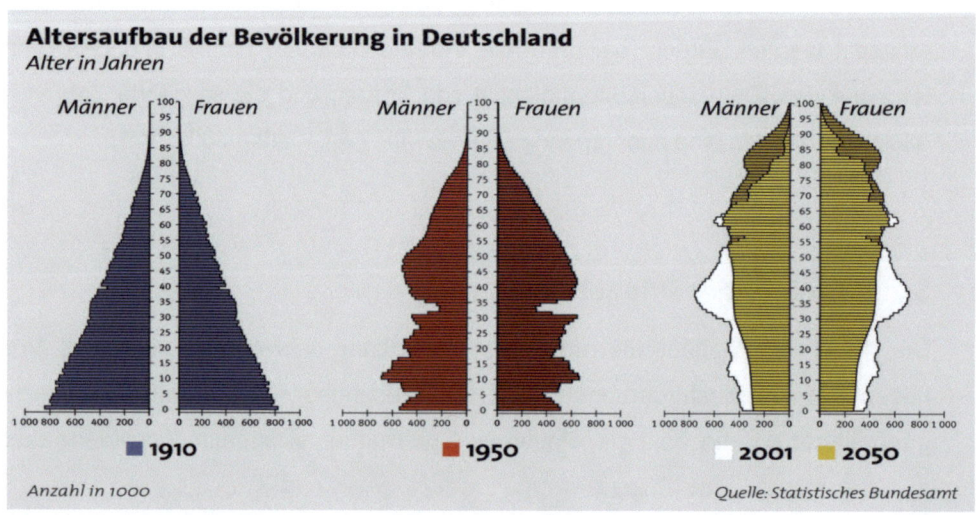

Abbildung 3-3: Alterspyramide in Deutschland (Quelle: Statistisches Bundesamt)

"Die Bevölkerung in Deutschland unterliegt einem raschen Alterungsprozess. Die Zahl der alten Menschen und ihr Bevölkerungsanteil nimmt zu" (Bundesministerium für Gesundheit Pressemitteilung vom 16. Juni 2016). Mit steigendem Alter der Menschen wächst auch die Anzahl der pflegebedürftigen Personen. Zwischen 1999 und 2013 ist ein Anstieg von 2 auf 2,6 Millionen zu verzeichnen. Vorausgesetzt die alters- und geschlechtsspezifischen Pflegequoten bleiben unverändert und die Bevölkerung entwickelt sich entsprechend der 13. koordinierten Bevölkerungsvorausberechnung, steigt die Zahl der Pflegebedürftigen bis 2060 auf 4,7 Millionen. Damit wäre ein doppelt so hoher Anteil der Bevölkerung pflegebedürftig wie heute (vgl. Bundesministerium für Gesundheit Pressemitteilung vom 16. Juni 2016).

3.2.2 Steigender Pflegefachkräftemangel

"Der demografische Wandel betrifft die Berufsgruppe der Pflegefachkräfte in doppelter Weise. Mit der Alterung der Bevölkerung steigt die Nachfrage nach professioneller Pflege. Zugleich sinkt das Arbeitskräftepotenzial, aus dem der Bedarf nach Pflegefachkräften gedeckt werden kann" (Bundesministerium für Gesundheit Pressemitteilung vom 16. Juni 2016).

Wie in der Einführung schon erwähnt, verzeichnen wir einen rasanten Abbau von Pflegestellen in den Krankenhäusern. So waren laut amtlichen Statistiken im Jahr 1995 insgesamt 322.109 Stellen im Pflegedienst zu verzeichnen, im Jahr 2010 nur noch 279.337 Pflegestellen, (vgl. Isfort, Weidner 2012: 15). Weitere Faktoren für die Folgen des Personalmangels führt der Deutsche Berufsverband für Pflegeberufe auf. Dazu zählen die unzureichende Abbildung der Pflege in den DRG´s, die zunehmende Zahl an Isolationspatienten mit dem damit verbundenen erheblichen Mehraufwand für die Pflegekräfte, die veränderten und eng getakteten Prozesse für Diagnostik und Therapie und der Wegfall der Pflegepersonalregelung seit 1996, der dazu führte, dass die Personalbemessung in den Kliniken nicht mehr gesetzlich vorgeschrieben ist (vgl. DBfK 2014: 4).

Abbildung 3-4 zeigt die Entwicklung der Personal- und Fallzahlen im Zeitraum von 1995 bis 2012 in deutschen Krankenhäusern. Deutlich zu sehen ist die Erhöhung der im Krankenhaus behandelten Fälle um 19,2% bei gleichzeitiger Reduzierung der Verweildauer. Im gleichem Zeitraum sank die Anzahl der Vollkräfte im Pflegedienst von 322.109 auf 285.264 um 11,4%. Die Zahl der Vollkräfte im ärztlichen Dienst stieg hingegen von 97.380 auf 136.479 um 40,2%.

Isfort et al. bezeichnen dies als scherenartige Entwicklung, die als Indikator für eine Arbeitsverdichtung im Pflegedienst zu betrachten ist (vgl. Isfort 2014: 17).

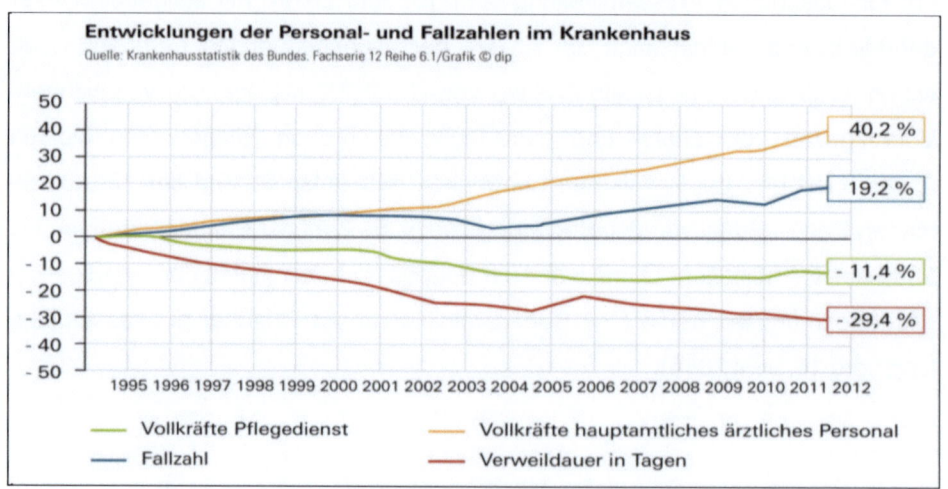

Abbildung 3-4: Entwicklung der Personal- und Fallzahlen im Krankenhaus (Quelle: Krankenhausstatistik des Bundes, Fachserie 12 Reihe 6.1.)

3.3 Wettbewerb am Arbeitsmarkt

Der Wettbewerb um qualifizierte Pflegefachkräften wird heute immer intensiver und die Attraktivität eines Arbeitgebers hängt sehr davon ab, inwieweit sich Mitarbeiter mit den Zielen und Werten des Unternehmens identifizieren können.

Die Gestaltung und das Positionieren einer Arbeitgebermarke in der Wahrnehmung der Arbeitnehmer kann den entscheidenden Unterschied zu den Konkurrenten machen. Die Attraktivität eines Unternehmens steigt, sobald die emotionale Bindung (affektives Commitment) nach außen sichtbar wird. (vgl. Schumacher 2011: 33). Ein besonders wichtiger und kostengünstiger Baustein für Unternehmen ist das soziale Netzwerk. Da die Berufsgruppe sich in der Branche untereinander kennt, ist die Mundpropaganda ein probates Mittel um neue Mitarbeiter zu rekrutieren. Eine Prämienzahlung bei erfolgreicher Anwerbung neuer Kollegen ist für die Mitarbeiter ein lukrativer Anreiz.

Mittlerweile haben viele Arbeitgeber auch erkannt, dass die klassischen Instrumente des Personalmarketings in den Unternehmen um ein weiteres wichtiges Werkzeug, dem Sozial Media Netzwerk (SMN) wie Facebook, Xing, Twitter und ähnliche Portale ergänzt werden muss (vgl. Schumacher 2011: 33).

Besonders die junge Generation bzw. Berufseinsteiger nutzen immer häufiger diese Portale. Für die Aufmerksamkeit, den Bekanntheitsgrad des Unternehmens und die Attraktivität des Unternehmensimage spielt die Anwendung von SMN im Personalbereich eine entscheidende Rolle (vgl. Schumacher 2011: 34).

Neben den klassischen Stellenanzeigen in den Printmedien und den Werbekampagnen in Radio und Fernsehen, gerät SMN immer mehr in den Fokus der Klinikleitungen. So bietet für die Erreichung einer positiven Arbeitgebermarke, häufig als Employer Branding bezeichnet, das Social Web[5] viele Möglichkeiten das Unternehmen stärker zu repräsentieren. Bei den Arbeitsuchenden ist heute oftmals das Internet der erste Schritt um sich einen Überblick über potentielle Arbeitgeber und deren Angebote zu verschaffen. Daher bevorzugen mittlerweile auch immer mehr Unternehmen Online-Bewerbungen.

---

[5] Social Web umfasst webbasierte Anwendungen, die für Menschen den Informationsaustausch, den Beziehungsaufbau und die Kommunikation in einem sozialen Kontext unterstützen (Ebersbach, A; Glaser, M; Heil, R: Definition „Social Web". In: Social Web. 2008, S. 29: UTB)

4 Literaturrecherche

Um das Thema Personalrisikomanagement zu erschließen, wurde zunächst eine umfassende Literaturrecherche durchgeführt. Zu diesem Zweck wurde in Bibliothekskatalogen der Universität Hamburg, der Hochschule für angewandte Wissenschaften in Hamburg und der Leuphana Universität Lüneburg nach verschiedenen Begriffen gesucht:

- Risikomanagement
- Personalrisiko
- Personalrisikomanagement
- Personalmanagement
- Personalbindung
- Krankenhausmanagement
- Unternehmensstrategien
- Demografische Entwicklung

Des Weiteren wurden zu dieser Thematik verschiedene Artikel aus pflegewissenschaftlichen Fachzeitschriften, wie z.B. „Die Schwester. Der Pfleger." herangezogen. Im Internet wurden auf der Datenbank für wissenschaftliche Arbeiten „WISE" verschiedene Arbeiten zu diesem Thema ausgewertet. Außerdem wurde die Suchmaschine Google nach oben genannten Begriffen durchsucht. Statistische Zahlen und Auswertungen konnten über die Seite „www.destatis.de" generiert werden.

5 Kernprozesse des Personalmanagements

Personalmanagement, als Form der ressourcenschonenden Personalarbeit, ist dann nachhaltig, wenn es die strategischen, zur Wertschöpfung beitragenden Kompetenzen aller Anspruchsgruppen berücksichtigt und langfristig erhält. Gleichermaßen sind sie an die Umfeldbedingungen anzupassen und kontinuierlich weiterzuentwickeln. Dazu finden auch ökologische, ökonomische und soziale Aspekte Berücksichtigung (vgl. Zaugg, 2009: 61; Scholz 2013: 63). Da viele Unternehmen mittlerweile die Fähigkeiten, das Wissen und die Motiva-tion der Mitarbeiter erkannt haben, wird heute der Begriff Human Resource Management (HRM) synonym für Personalmanagement verwendet.

Die Hauptaufgabe des Personalmanagements ist einerseits, darauf zu achten, dass der (Personal-) Kostenblock nicht explodiert und andererseits sicherzustellen, dass die Innovationskraft der Mitarbeiter bleibt, damit sie weiterhin zum Erfolg des Unternehmens beiträgt (vgl. Scholz 2014: 5).

Die nachfolgende Abbildung 5-1 zeigt die fünf Kernprozesse des Personalmanagements, insbesondere die wichtigsten Human Resource Management-Instrumente, die zum jeweiligen Teilprozess dazu gehören. Die stärkste Bedeutung hat der Vorgang "Gewinnung", der über das Handlungsfeld "Bindung und Begeisterung" das Retentionsmanagement direkt anspricht. Retentionsmanagement bezeichnet die Gestaltung von verschiedenen positiven Anreizen, um qualifizierte Mitarbeiter zu gewinnen und zu binden. Weitere wichtige Bausteine des Retentionsmanagements sind in den Teilprozessen Betreuung und Entwicklung aufgeführt. Dabei sind besonders die Bausteine Führung, Vergütung und Weiterbildung elementar wichtig. Die Personalsteuerung findet im Bereich Retentionsmanagement eher eine untergeordnete Rolle, während der Prozess der Veränderung wiederum eine wichtige Funktion besitzt. Ist dieser Prozess gut gestaltet, verhindert das die Abnahme der Bindung und umgekehrt (vgl. i. G. Wucknitz, Heise 2008: 73).

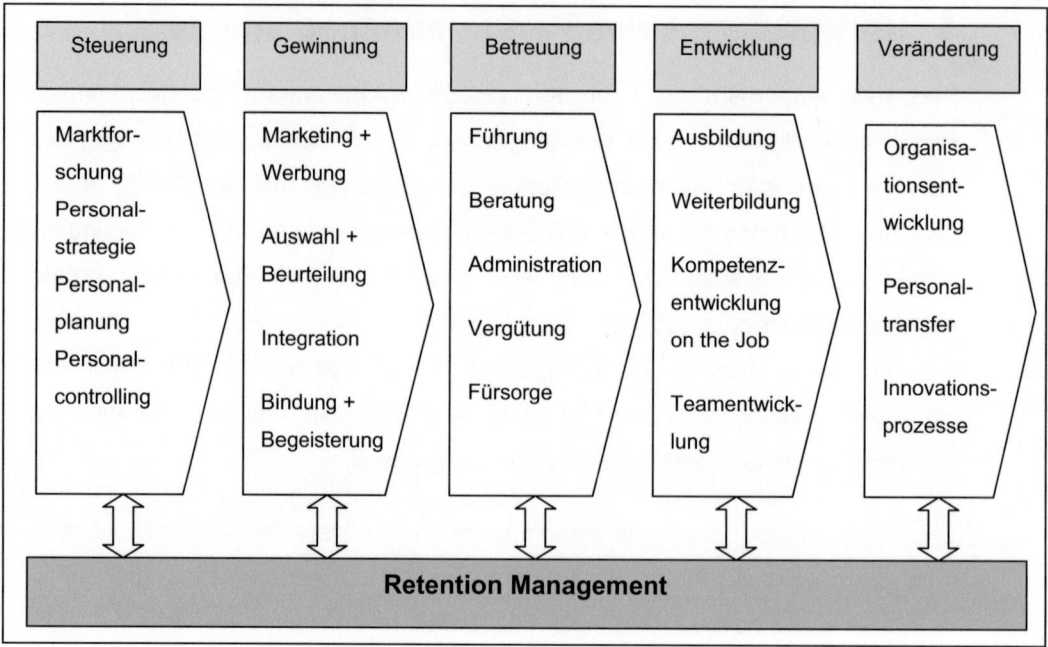

Abbildung 5-1: Kernprozesse des Personalmanagements (nach Wucknitz, Heise 2008: 73, eigene Darstellung)

5.1 Personalrekrutierung

Die Personalbedarfsermittlung als Kernaufgabe der Personalplanung ist für die Bereitstellung von Mitarbeitern in der erforderlichen Anzahl (Quantitative Personalplanung) und Qualifikation (Qualitative Personalplanung) zu einer bestimmten Zeit in einem Unternehmen verantwortlich (vgl. Bröckermann 2009: 36 - 41 & 127). Die Personalrekrutierung bzw. -beschaffung und der Personaleinsatz dienen im Unternehmen dazu, dass das Personal in der erforderlichen Anzahl, mit der notwendigen Qualifikation und Kompetenz zur Leistungserstellung, zum notwendigen Zeitpunkt oder Zeitraum am jeweiligen Einsatzort verfügbar ist (vgl. Bröckermann 2009: 31). Sobald bekannt ist, dass neue Mitarbeiter gesucht werden, ist unverzüglich dafür zu sorgen, die entsprechenden Stellen auszuschreiben.

5.2 Personalentwicklung

Eine einheitliche Definition des Begriffes Personalentwicklung gibt es nicht und kann es nach Münch nicht geben, da der Begriff analytisch-deskriptive als auch normative Aspekte beinhaltet (vgl. Münch 1995: 14; Steinbrück 2001: 75 und 78). In der Literatur dienen unterschiedliche Konzepte als theoretische Grundlage.

Jedes Unternehmen muss letztendlich selbständig ein Konzept für die Mitarbeiterentwicklung erstellen. Das "Wissen" ist neben "Arbeit", "Boden" und "Kapital" der vierte Produktionsfaktor, der zunehmend an Bedeutung gewinnt. Dieses erzeugte Wissen muss im Unternehmen transferiert, gespeichert, und effektiv genutzt werden (vgl. Stührenberg 2004: 35 f.).

Das Aufgabenfeld der Personalentwicklung (PE) ist die Vermittlung von Qualifikationen und Kompetenzen, die zur optimalen Verrichtung der gegenwärtigen und zukünftigen Aufgaben erforderlich und beruflich, persönlich sowie sozial förderlich sind (vgl. Bröckermann 2009: 19). Das Ziel ist die Übereinstimmung von Anforderungs- und Fähigkeitsprofilen, um die Eignung der Mitarbeiter für die Erfüllung der strategiewirksamen Aufgaben sicherzustellen (vgl. Paul 2011: 119).

Bei der Vielschichtigkeit von PE- Maßnahmen kommt es im Hinblick auf ihren Nutzen oftmals zu Problemen der Effektivität und Effizienz dieser Maßnahmen. So gibt es, auch wenn die Maßnahme optimal für den Teilnehmerkreis ausgewählt wurde, keine Gewähr für den Erfolg dieser Maßnahme (Kanning 2007: 317). Die Ursachen dafür können zum einen die Motivlage der Teilnehmer sein, eine zu kurz angelegte Maßnahme für das Aufbrechen von langjährigen Verhaltensroutinen, mangelnde Unterstützung der Vorgesetzten und keine Veränderung der Leistungsbeurteilung bzw. ausbleibende Belohnung für den Mitarbeiter. Das führt dazu, dass der Mitarbeiter sich über kurz oder lang die Frage stellt, warum er an sich und seinem Verhalten arbeiten soll (Kanning 2007: 317).

Anders ausgedrückt bedeutet es, dass die relevantesten Risiken der Personalentwicklung dem mangelnden Transfer des Erlernten auf die konkrete Arbeitssituation zugeschrieben wird. Dazu zählt auch die Ablehnung oder Gleichgültigkeit der Mitarbeiter gegenüber unterbreiteten Bildungsangeboten (vgl. Paul 2011: 121). Schließlich existiert die latente Gefahr, dass Mitarbeiter nach erfolgter Personalentwicklungsmaßnahmen das Unternehmen verlassen (vgl. Paul 2011: 121).

Nicht zuletzt haben wir auch in Deutschland eine Zunahme von Professionalisierungsbestrebungen im Pflegeberuf zu verzeichnen. "Derzeit existieren etwa 50 Pflegestudiengänge, welche sich auf Management- und Lehraufgaben, auf Pflegewissenschaft und [...] auf die Ausbildung in den Pflegeberufen konzentrieren" (Thielhorn 2012: 127).

5.3 Personalretention

Aus Sicht der Unternehmen ist Retention das Ergebnis von Managementaktivitäten, die Mitarbeiter dazu bringen, im Unternehmen bleiben zu wollen, sich loyal gegenüber dem Arbeitgeber zu zeigen und ihre volle Leistung zu liefern (vgl. DGFP e.V. 2004: 13).

"Ein erfolgreiches Retentionsmanagement schafft die Voraussetzung, den Schatz des Human Capitals für die Unternehmensziele zu aktivieren und zu erhalten" (DGFP e.V. 2014: 11). Daraus ergibt sich, dass der Erfolg eines Unternehmens maßgeblich von den Mitarbeitern, insbesondere von Schlüsselkräften und Know-how-Trägern abhängt (vgl. Deters et al 2012:164). Retentionsmanagement oder Mitarbeiterbindung geht weit über die reine Bindungswirkung hinaus, ist vernetzt mit weiteren Handlungsfeldern des Personalmanagements und zeigt, neben der Senkung der Fluktuation, auch eine Erhöhung der Arbeitszufriedenheit und Leistungsmotivation. Dies führt letztlich zu einer Steigerung der Produktivität im Unternehmen (vgl. Wucknitz, Heyse 2008: 26).

Zusammengefasst hängt ein wirkungsvolles Retentionsmanagement von folgenden Einflussfaktoren ab:

1. Die direkten Vorgesetzten von Mitarbeitern und insbesondere von Schlüsselkräften gestalten die wichtigsten Rahmenbedingungen und haben großen Einfluss auf die Arbeitszufriedenheit. Sie prägen entscheidend das Vertrauen der Schlüsselkräfte in das Unternehmen.
2. Ein umfassendes Retentionsmanagement - Programm erhöht die Motivation und Arbeitszufriedenheit, senkt die Demotivationsgefahren und verstärkt unmittelbare Bindung.
3. In Bezug auf die meistgenannten Austrittsgründe soll der externe "Pull-Effekt[6]" zwischen dem Unternehmen und anderen Arbeitgebern die internen Bindungskräfte nicht übersteigen (vgl. Wucknitz, Heyse 2008: 35).

5.3.1 Commitment

Felfe bezeichnet Retentionsmanagement als ein psychologisches Band zwischen den Mitarbeitern und dem Unternehmen welches für "[...]die Verbundenheit, Zugehörigkeit und Identifikation[...]", die die Mitarbeiter gegenüber ihrem Unternehmen empfinden und erleben, steht (vgl. Felfe 2008: 25).

---

[6] Der Pull-Effekt beschreibt hier die Sogwirkung und damit die Abwanderung von Mitarbeiter zu einem attraktiveren Arbeitgeber.

In der Literatur wird das psychologische Band bzw. die emotionale Bindung auch als Commitment bezeichnet. Unter Commitment versteht man die Identifikation der Mitarbeiter mit dem Unternehmen, seiner Kultur und seinen Führungskräften. Schafft es ein Unternehmen ein hohes Maß an Commitment herzustellen, so ist eine lange Bindung wahrscheinlich. Commitment ist auf beiden Seiten an Erwartungen geknüpft. So erwartet der Mitarbeiter Wertschätzung und Transparenz vom Arbeitgeber und das Unternehmen erwartet das Bleiben, die Leistung und Loyalität der Mitarbeiter (DGFP e.V. 2014: 12).

Um eine gewollte Mitarbeiterbindung zu erreichen, ist es wichtig Anreize für die Mitarbeiter im Unternehmen zu schaffen. Mit einem Anreizsystem wird versucht, Mitarbeiter zu motivieren ein zielgerichtetes Verhalten zu zeigen (vgl. Bröckermann, Pepels 2004: 112). Die Anreize und Angebote sollten in unterschiedlicher Ausprägung für alle Mitarbeiter erreichbar bzw. wahrnehmbar sein.

5.3.2 Schlüsselkräfte

Zu den Schlüsselkräften zählen außergewöhnliche Fachkräfte, Spezialisten und Führungskräfte, die in verschiedenen Bereichen und auf unterschiedlichen Ebenen mit besonderer Verantwortung tätig sind (vgl. Wucknitz und Heyse 2008: 10).

Daher sollte im besonderen Maße auch das Augenmerk auf die sogenannten High Potentials (Personen, die aufgrund ihres besonderen Fach- und Führungspotentials in der Lage sind, komplexe und problemadäquate Prozesse zu entwerfen und zu steuern) gelegt werden. Besonders Mitarbeiter mit wettbewerbsrelevantem Wissen stellen mit den bedeutendsten Erfolgsfaktor für Unternehmen dar. Das erfolgskritische Wissen der Mitarbeiter entzieht sich, anders als Geld- und Produktionsmittel der direkten Kontrolle von Unternehmen, da sich dieses in den Köpfen und damit in der Verfügungsgewalt der Mitarbeiter befindet (vgl. Vater, Kuntner - Schweickhart 2003: 254).

An dieser Stelle sollte auch erwähnt werden, dass nicht alle Personen in Schlüsselpositionen per se die richtigen Schlüsselkräfte sind. So kann eine Schlüsselposition falsch besetzt sein, wenn der vermeintliche Mitarbeiter die Anforderungen (noch) nicht erfüllt. Außerdem kann es passieren, dass die Person durch Leistungsabfall bzw. fehlende Weiterentwicklung bei veränderten (gestiegenen) Anforderungen, diesen Anforderungen nicht mehr gewachsen ist und somit nicht mehr erfüllt. Andererseits ist eine unterforderte Person ebenso eine Fehlbesetzung (Wucknitz und Heyse 2008: 10).

5.4 Wertorientiertes Personalmanagement

Ein wertorientiertes Personalmanagement ist eine konsequente Ausrichtung aller Funktionen des Personalmanagements und der Personalführung auf die Wertschöpfungsprozesse im Unternehmen. Es trägt damit eine Mitverantwortung für das wirtschaftliche Gesamtergebnis eines Unternehmens (vgl. Hollender-Matatko, Brauweiler 2005: 167 f.).

Hollender-Matatko und Brauweiler beschreiben gravierende Änderungen der Arbeitwelt in modernen Industrie- und Dienstleistungsgesellschaften als Folge von vielfältigen Wandlungsprozessen, die sie in drei Bereiche einteilen.

> ➢ marktinduzierter Wandel (durch zunehmende Globalisierung, internationaler Konkurrenzkampf, diversifizierende Kundenwünsche)
> ➢ technikinduzierter Wandel (durch schnellere Innovationszyklen, sich verkürzende Produktionszyklen, Zunahme der Informations- und Kommunikationstechnologie)
> ➢ wissensorientierter Wandel (durch Zunahme des Anteils Wissen am Produktionsprozess, Abnahme der Halbwertszeit des Wissens) (vgl. Hollender-Matatko, Brauweiler 2005: 167)

So gewinnt auch der Produktionsfaktor Arbeit sichtbar an Bedeutung, da Arbeit zunehmend international, hoch qualifiziert, als auch in Inhalt, Zeit, Ort, Vertragsform und Vergütung flexibel ist (vgl. Hollender-Matatko, Brauweiler 2005: 167). Für die Kliniken, als Teil der modernen Dienstleistungsgesellschaft in Deutschland, ist ein neues Verständnis und ein geänderter Umgang mit dem Management der Humanressourcen unabdingbar. Nur so ist es möglich, den geänderten Anforderungen an Arbeit und Führung gerecht zu werden (vgl. Hollender-Matatko, Brauweiler 2005: 183).

Zaugg et al. sprechen von nachhaltigem Personalmanagement und verfolgen damit drei Ziele:

1. Steigerung der Arbeitsmarktfähigkeit
2. Einsatz partizipativer Führungssysteme zur Erhöhung der Selbstverantwortung
3. Gewährleistung einer angemessenen Work-Life-Balance (vgl. Zaugg, Blum, Thom 2001: 2)

Diese Ziele lassen sich nur dann erreichen, wenn die Mitarbeiter (Individuen) und Arbeitgeber als gleichwertige Partner betrachtet werden. Das Bestreben zur Erfüllung der individuellen Bedürfnisse der Mitarbeitenden und die Unterstützung der langfristigen Sicherung der Wettbewerbsfähigkeit der Unternehmung zeichnet ein nachhaltiges Personalmanagement aus (vgl. i. G. Zaugg, Blum, Thom 2001: 2).

5.5 Strategien für das Personalmanagement

Bedingt durch die starken Veränderungen, denen die Kliniken heutzutage ausgesetzt sind, ist eine frühzeitige Ausrichtung auf die Herausforderungen der Umsysteme erforderlich (vgl. Gary 2013: 48). Die in Kapitel 3.2 beschriebenen Entwicklungen machen daher eine zunehmende strategische Ausrichtung des Personalbereichs notwendig (vgl. Führing 2006: 4).

Im Zusammenhang mit der strategischen Ausrichtung des Unternehmens, ist ein frühzeitiges Erkennen von gesellschaftlichen Trends mit Wirkung auf das Human Capital und die Analyse des Mitarbeiter-Portfolios bezüglich der Leistungsfähigkeit und -bereitschaft eine äußerst sinnvolle und wichtige Aufgabe der Personalentwicklung (Graf 2007: 266). Der Mitarbeiter sucht sich heute sein Unternehmen nach Imagemerkmalen aus, deshalb beeinflusst das Unternehmensimage die Mitarbeitergewinnung und -bindung nachhaltig (Kobi 2002: 61). Das Image ist abhängig von der lebendigen Unternehmenskultur, die kontinuierliche Anstrengungen braucht, um sie zu erhalten und zu entwickeln. Sie schafft durch gemeinsame Werte Ordnung und Orientierung (Kobi 2012: 105).

Grundsätzlich gibt es vielfältige Strategiemöglichkeiten das eigene Unternehmen attraktiv für (potentielle) Mitarbeiter zu gestalten. Wucknitz und Heyse unterteilen diese Strategien in drei große Bereiche (Markt,- Angebots,- Bindungsstrategie), die wiederum in jeweils 3 konkreteren Strategien münden.

Der erste Bereich zeigt die USP-Strategie (unique selling position). Damit versucht ein Unternehmen seine Einzigartigkeit am Markt darzustellen, bzw. sich für die Schlüsselkräfte einzigartig und unersetzlich zu machen. Dazu gibt es verschiedene Möglichkeiten wie z.B. die Zahlung hoher Gehälter, umfassende Verantwortung und Entscheidungsspielräume für Mitarbeiter, höchste Innovationskraft oder individuelle Betreuung bzw. Gestaltung der Arbeitsbedingungen. Zudem versucht die Verknappungsstrategie die Attraktivität der Mitarbeit bzw. die Übernahme von Schlüsselfunktionen im Unternehmen dadurch zu erhöhen, dass sie die Eventualität bewusst knapp hält und somit begehrenswerter macht. Bei der Kannibalisierungsstrategie geht es um den internen Wettbewerb zwischen den Bereichen zur Vermeidung der Abwanderung von Schlüsselkräften an andere Unternehmen. Hier werden interne Wechsel bewusst gefördert und unterstützt (vgl. Wucknitz, Heyse 2008: 76-78).

Der zweite Bereich zeigt die Qualitätsführerschaft. Sie versucht Arbeitsangebote, die den Schlüsselkräften besonders wichtig sind, in Top-Qualität zu gestalten. Damit versucht das Unternehmen eine hohe Arbeitszufriedenheit zu erreichen. Bei der aktiven Preisgestaltung geht es um die gezielte Steuerung des Verhältnisses von Preis, den eine Schlüsselkraft für ihre Berufstätigkeit zahlt und der vom Unternehmen erhaltenen Leistung. Bei der Kooperation geht es letztendlich um Kosteneinsparungen. Wichtige Arbeitsbedingungen für Schlüsselkräfte, die in Zusammenarbeit mit anderen Unternehmen realisiert werden, sind beispielsweise gemeinsame Trainee- und Weiterbildungsprogramme.

Im dritten Bereich soll die Vernetzungsstrategie eine systematische Verflechtung (emotional, finanziell, zeitlich, familiär) der Schlüsselkräfte bewirken, um damit die Wechselbarriere zu erhöhen. Der in Kauf zu nehmende Verlust bei einem Wechsel steigt mit zunehmender Vernetzung der Schlüsselkraft im und mit dem Unternehmen. Die Resistenz-Strategie beabsichtigt, die Schlüsselkräfte durch unterschiedliche Maßnahmen immun gegen Abwerbeversuche von außen und Abwanderungsversuchung jeder Art zu machen. Die Steigerung der Arbeitszufriedenheit und eine gute Zusammenarbeit mit anderen Schlüsselkräften kann dem entgegenwirken. Die Return-Strategie zielt darauf ab, fähige Schlüsselkräfte, die durch Überzeugung eingestellt bzw. entwickelt wurden und das Unternehmen doch verlassen, irgendwann wieder zurück zu gewinnen. Dabei ist eine persönliche Betreuung der Schlüsselkräfte von der Austrittsphase bis zur Rückgewinnung ein wichtiges Element, da sie Wertschätzung, Individualität und das ehrliche Bemühen um die Person vermittelt (vgl. i.G. Wucknitz, Heyse 2008: 80-88).

Abbildung 5-2 auf der nachfolgenden Seite zeigt die von Wucknitz und Heyse aufgeführten Beispiele für unterschiedliche Strategien um die Marktattraktivität, Angebotsattraktivität und Bindungskraft der Unternehmen zu steigern.

Marktstrategien	Angebotsstrategien	Bindungsstrategien
USP-Strategie	Qualitätsführerschaft	Vernetzungsstrategie
Einzigartigkeit des Unternehmens aus Sicht der Schlüsselkräfte hervorheben.	Hohe Arbeitszufriedenheit durch Top-Qualität der Angebote.	Stärkere Verflechtung der Schlüsselkräfte ans Unternehmen zur Erhöhung der externen Wechselbarrieren.
Verknappungsstrategie	Aktive Preisgestaltung	Resistenz-Strategie
Erhöhung der Attraktivität von Schlüsselfunktionen durch Verknappung.	Gezielte Steuerung des Verhältnisses von Preis (den die Schlüsselkräfte bereit sind zu zahlen) und erhaltende Leistung.	Schlüsselkräfte immun gegen Abwerbeversuche und Abwanderungsversuchung machen.
Kannibalisierungsstrategie	Kooperation	Return-Strategie
Interne Wechsel bewusst fördern und unterstützen.	Wichtige attraktive Arbeitsbedingungen in Zusammenarbeit mit anderen Unternehmen schaffen, die das Unternehmen allein nicht bewältigen kann.	Schlüsselkräfte die das Unternehmen verlassen haben, bald wieder zu rekrutieren.
↑ Marktattraktivität steigt ↑	↑ Angebotsattraktivität steigt ↑	↑ Bindungskraft steigt ↑

Abbildung 5-2: Retentionsmanagement - Strategie (nach Wucknitz; Heyse 2008: 79, eigene modifizierte Darstellung)

Obwohl das Personalmanagement mittlerweile eine Vielzahl von Maßnahmen hat, die wie Risikomanagement wirken, sind sie aber nicht in das Gesamtsystem des unternehmensweiten Risikomanagements eingebunden (vgl. Führing 2006: 66). Da Risiken zum Unternehmensalltag gehören, ist es für die Zukunftsfähigkeit der Unternehmen wesentlich sie zu beherrschen. Deshalb hat auch das Personalmanagement als Wertschöpfungspartner seinen Beitrag zu leisten (Klaffke 2009: 21).

5.5.1 Unternehmensziele

Mittlerweile ist bei vielen Unternehmen das Erfordernis zu spüren, als Arbeitgeber attraktiv zu sein, da angesichts der sinkenden Zahl an Fach- und Führungskräften eine betriebswirtschaftliche Notwendigkeit besteht. Das Eingehen auf die Erwartungen der Mitarbeiter ist für den langfristigen Erfolg eines Unternehmens sehr bedeutsam geworden (vgl. Armutat 2009: 39).

Für eine Harmonisierung der Unternehmens- und Mitarbeiterziele gilt als Grundvoraussetzung eine offene und vertrauensvolle Kommunikationskultur mit konstruktiven Gesprächssituationen. Nur so können individuelle Einsatz- und Beschäftigungskonzepte zur Steigerung der Zufriedenheit von Mitarbeitern beitragen (vgl. Armutat 2009: 39).

5.5.2 Erwartungen der Mitarbeiter

Die Erwartungen der Mitarbeiter im Unternehmen sind unterschiedlich und vielschichtig (vgl. Kobi 2012: 23). Laut Umfragen spielt bei etwa der Hälfte der jungen Mitarbeiter die Leistung eine tragende Rolle in ihrem Leben, für die anderen haben Familie, Ehe und Partnerschaft oder Freizeit einen höheren Stellenwert (vgl. Kobi 2012: 23). Auch die Gründe für das Kommen, Bleiben oder Gehen sind für die Mitarbeiter unterschiedlich wichtig. So haben Image, interessante Tätigkeit und Entwicklungsmöglichkeiten für das Kommen eine große Bedeutung, während für das Bleiben selbständiges Arbeiten und interessante Aufgaben relevant sind. Das Verhältnis zum Vorgesetzten, Entwicklungschancen und das Arbeitsumfeld sind für das Gehen bedeutsam (vgl. Kobi 2012: 23).

Armutat postuliert, dass die Attraktivität eines Unternehmens für die Mitarbeiter entscheidend davon abhängt, wie die Unternehmen ihre spezifische Lebenssituation berücksichtigen (vgl. Armutat 2009: 36). Die zunehmende Erwartungshaltung der Mitarbeiter impliziert aber nicht, dass individuelle Probleme von den Unternehmen gelöst werden. Es geht vielmehr darum, dass Rahmenbedingungen (finanziell, organisatorisch) geschaffen werden, sodass der Mitarbeiter die Situation selbst meistern kann. Dabei ist es einerseits wichtig, dass die frühzeitige Bekanntmachung von Veränderungen in den Lebensumständen von den Mitarbeitern angezeigt wird. Andererseits müssen auch Unternehmen ihre lebensereignisorientierten Instrumente bekannt machen (vgl. Armutat 2009: 36).

Der richtige Mix aus der Vielzahl der möglichen Instrumente ist für die Mitarbeiter und damit auch für die Unternehmen entscheidend. So können z.B. der Betriebskindergarten bei jüngeren Mitarbeitern mit Familienplanung oder die Unterstützung bei Karriereschritten sowie ein leistungsabhängiges Vergütungssystem wichtige Entscheidungskriterien sein. Auch die betriebliche Gesundheitsförderung ist wichtiger Bestandteil der Personalpolitik und mittlerweile in vielen Kliniken etabliert.

Hierzu zählen z.B. die Arbeitszeitanpassung an die Bedürfnisse der Mitarbeiter, als auch eine gesundheitsfördernde Arbeitsumgebung sowie Hilfestellung für eine gesunde Lebensführung (siehe hierzu die Homepage des DNGfK - Deutsches Netz Gesundheitsfördernder Krankenhäuser und Gesundheitseinrichtungen e.V.).

Jeder Mitarbeiter hat individuelle Präferenzen und Erwartungen an seinen Arbeitgeber. Dazu gehören Transparenz der Arbeitgeberhandlungen, bestimmte Arbeitsbedingungen oder Personalentwicklungsmaßnahmen. Werden diese Erwartungen erfüllt, dann sind die Mitarbeiter in der Regel auch bereit im Unternehmen zu verbleiben, sich loyal zu verhalten und überdurchschnittliche Leistungen zu erbringen (vgl. Deters et al. 2012: 164).
Um (potentielle) Mitarbeiter gezielt motivieren zu können, müssen einerseits ihre Einstellungen, Bedürfnisse und Erwartungen bekannt sein, andererseits attraktive Arbeitsumfelder geschaffen werden (vgl. Kobi 2002: 59 f.).

Dazu dient die Analyse von internen und externen Daten, die mit einfachen Instrumenten wie z.B. Mitarbeiterbefragungen, Personalkennzahlen, unterschiedlichen Mitarbeitergesprächen, standardisierten Austrittsinterviews, demografischen Kennzahlen usw. ermittelt werden können (vgl. Kobi 2002: 59).

5.5.3 Anforderungen an ältere und junge Mitarbeiter

Für jüngere Mitarbeiter spielen Entlohnung und Karrierechancen oft eine große Rolle, wo hingegen für ältere Mitarbeiter die persönliche Wertschätzung zumeist wichtiger ist. Für die Aufrechterhaltung der Lern- und Veränderungsbereitschaft ist das Aufzeigen von Perspektiven und Entwicklungsmöglichkeiten für ältere Belegschaftsmitglieder aber genauso wichtig (vgl. Behrens 2009: 121 f.). Besonders durch die sinkende Halbwertszeit des Wissens, ist ein lebenslanges Lernen und eine altersunabhängige Personalentwicklung eine wichtige Voraussetzung für die effektive und effiziente Ausschöpfung der Arbeitsleistung aller Mitarbeiter im Unternehmen (vgl. Behrens 2009: 123).

Baldin formuliert sieben Tipps für Arbeitgeber, die neue Chancen durch und für ältere Mitarbeiter aktivieren wollen vgl. Baldin 2009: 442).

1. *Ein Generationenleitbild für die Unternehmenskultur schaffen*
   Der Aufbau und das Vorleben einer Kultur, die Vorurteile abbaut, Hilfestellung gibt und Dialoge fördert, ist außerordentlich wichtig. Ziel ist die Wertschätzung, die durch gemeinsame Werte, wie Offenheit und Vertrauen erreicht wird.

2. *Altersgerechte Personalplanung forcieren*
   Mit Aufrechterhaltung eines Wissens- und Erfahrungstransfers zwischen den Generationen ist die Personalplanung in die Unternehmensplanung zu integrieren. Situationsgerechte Personalentwicklungskonzepte und daraus abgeleitete Maßnahmen dienen der Sicherstellung des richtigen Menschen, am richtigen Platz zur richtigen Zeit mit den richtigen Rahmenbedingungen.

3. *Altersgerechte Organisationsentwicklung in der Aufbau- und Ablauforganisation praktizieren*
   Bei der Gestaltung der Arbeitsplätze und Arbeitsabläufe sollen die Stärken und Schwächen älterer Mitarbeiter berücksichtigt werden.

4. *Nutzung der Kraft des Alters*
   Förderung einer hierarchie- und funktionsübergreifenden Wissensaustauschkultur durch Nutzung der Erfahrungen und Handlungsstrategien älterer Mitarbeiter für das betriebliche Wissenssystem.

5. *Lebenslanges Lehren und Lernen für alle Zielgruppen altersdidaktisch konzipieren*
   Alle Maßnahmen zur Qualifizierung, Gesundheitsförderung und sozialen Anerkennung so einsetzen, dass die Leistungspotenziale der Mitarbeiter über das gesamte Arbeitsleben erhalten bleiben. Konkret bedeutet es auch für ältere Mitarbeiter Weiterbildungsbudgets bereitzuhalten.

6. *Best practice in gemischten Teams sichern*
   Altersgemischte Teams zusammenbringen, um so eine möglichst natürliche Belegschaftsstruktur schaffen, die neue Synergien und Hochleistung zum Wohle des Unternehmens erzeugt.

7. *Rahmenbedingungen zur intrinsischen Motivation der "jungen Alten" schaffen*

Mit einem erweiterten Spektrum an optionalen Zusatzleistungen den individuellen, altersgerechten Bedürfnissen flexibel Rechnung tragen (vgl i.
G. Baldin 2009: 442 f.).

Ein besonderes Augenmerk gilt den Mitarbeitern der Generation Y[7] mit gänzlich
anderen Vorstellungen vom Arbeitsleben und ihren beruflichen Entwicklungen.
Sie erwarten von Arbeitgebern, dass sie sich um ihre Mitarbeiter kümmern und
soziale Verantwortung als Unternehmen wahrnehmen. Immaterielle Faktoren wie
Talente, Werte, Kultur usw. spielen eine immer wichtigere Rolle in der Sicherstellung und Stärkung der Wettbewerbsfähigkeit (vgl. Parment 2009: 51 f.). Die
Wahlmöglichkeiten in allen Bereichen des Lebens, die den Vorgängergeneratio-
nen versagt blieben, ist für die Generation Y eine Selbstverständlichkeit. Diese
Selbstverständlichkeit, heutzutage frei wählen zu können, stimuliert das individuelle Denken und Verhalten gegenüber Konsumgütern und auch Arbeitgebern
(vgl. Parment 2009: 35). Das hat zur Folge, dass die Loyalität gegenüber
Anbietern, z.B. Arbeitgebern, sinkt, je höher die Anzahl von Alternativen steigt
(vgl. ebd. 2009: 35).

Damit ein gemeinsames Bewusstsein für die Marke (Krankenhaus) geschaffen
und die Mitarbeiter zu Markenbotschafter werden, bedarf es der Unterstützung
des Top-Managements (vgl. Esch et al. 2008: 127). Die Grundeinstellung der
Klinik zur Gesunderhaltung der Mitarbeiter über das Rentenalter hinaus, ist ein
Teil der Arbeitgebermarke (vgl. Schmidt und Bauer 2013: 268).

5.5.4 Lebensereignisorientierte Personalplanung

Bei der Personalplanung werden heute verschiedene Konzepte verfolgt und
dabei auch unterschiedliche Begrifflichkeiten wie lebensereignis-, lebensphasen-
oder lebenszyklusorientierte Personalplanung benutzt (vgl. Graf 2001; Rading
2009; Klaffke 2009). Letztendlich behandeln diese Begriffe allesamt die Lebensphasen des Menschen in seiner gesamten beruflichen Laufbahn. Die Personalentwicklung eines Unternehmens sollte hauptsächlich in der vorausschauenden
und kontinuierlichen Entdeckung und Förderung der Potentiale ihrer Mitarbeiter
bestehen (vgl. Rading 2009: 8 f.). Letztendlich heißt das für die Unternehmen
eine altersunabhängige Personalentwicklung und für den heutigen Mitarbeiter ein

---

[7] Mit Generation Y wird im Allgemeinen die Bevölkerungskohorte bzw. Generation bezeichnet, die im Zeitraum
zwischen 1980 - 2000 geboren wurde. Das Y wird im englischem Why (Warum) ausgesprochen und weist auf
das charakteristische Hinterfragen hin. Die Generation Y ist gut ausgebildet und ist die erste Generation, die
größtenteils in einem Umfeld von Internet und mobiler Kommunikation aufgewachsen ist (Quelle:
https://static.dgfp.de/assets/publikationen/2011/GenerationY-finden-foerdern-binden.pdf Seite 9-10)

lebenslanges Lernen. Die Entwicklung zeigt, dass die Anforderungen an die Mitarbeiter immer vielfältiger, komplizierter und verantwortungsvoller werden. Diese zunehmende Komplexität betrifft nicht nur den Managementbereich sondern auch den operativen Bereich (vgl. Rading 2009: 8) auf den Stationen und direkt am Patientenbett.

Als verschärfende Parallelentwicklung kommt die Verkürzung der Lebenszyklen beruflichen und fachlichen Wissens hinzu (vgl. Schräder-Naef 1999: 117). Demzufolge ist ein einmal erlernter Beruf nicht mehr tragfähig für die gesamte Berufstätigkeit. Neben der kontinuierlichen Weiterbildung wird insbesondere eine fachübergreifende Qualifizierungs- und Veränderungsbereitschaft von jedem Mitarbeiter erwartet und gefordert (vgl. Rading 2009: 8).

Um die Mitarbeiter so lange wie möglich ans Unternehmen zu binden, ist es heute außerordentlich wichtig, eine lebensereignisorientierte Personalplanung bzw. Personalentwicklung anzustreben. Die 2001 von Graf beschriebene lebenszyklusorientierte Personalplanung orientiert sich als ganzheitlicher Ansatz am biosozialen, familiären, beruflichen, betrieblichen und stellenbezogenen Lebenszyklus, mit der Förderung und Entwicklung aller Mitarbeiter eines Unternehmens während der gesamten Betriebszugehörigkeit (vgl. Graf 2001: 24 ff.). Dabei ist bei der Wahl von geeigneten PE- Maßnahmen zu berücksichtigen, in welcher Lebensphase sich Mitarbeitende befinden (vgl. Graf 2007: 265). Gelingt es der Personalentwicklung die unterschiedlichen Bedürfnisse in den verschiedenen Lebenszyklen der MA zu berücksichtigen, resultieren daraus Vorteile für die Unternehmen und MA gleichermaßen (vgl. Zaugg 2007: 27).

Ein Beispiel für die Kliniken zur Unterstützung der Mitarbeiter in ihrer Lebensplanung und damit zur stärkeren Bindung an das Unternehmen, ist das Gleitzeitmodell, von SICK[8]. Dabei darf ein Mitarbeiter in Absprache mit dem Vorgesetzten maximal 80 Stunden pro Jahr auf seinem Gleitzeitkonto speichern und hat dann verschiedene Optionen für die Verwendung seines Stundenguthabens (vgl. Kast 2009: 503). Das Gleitzeitkonto kann einerseits zum kurzfristigen Abbau verwendet werden um z.B. Freizeitinteressen zu verwirklichen, oder die Mitarbeiter können die Überstunden in Geld umwandeln und zur Altersvorsorge in eine angebotene Pensionskasse einzahlen. Dadurch erhöht sich später die betriebliche Rente. Andererseits hat der Mitarbeiter die Möglichkeit, die angesammelte Zeit eins zu eins in eine freiwillige Seminarmaßnahmen zu investieren. Viele

---

[8] Die SICK AG ist ein weltweit führendes Unternehmen zur Herstellung von Sensoren u. Sensorlösungen, dass mehrfach als "Deutschlands Beste Arbeitgeber" ausgezeichnet wurde. 2004 führte das Unternehmen eine erweiterte Arbeitszeitflexibilisierung (Gleitzeitmodell) mit Zeitwertkonten ein.

Mitarbeiter der SICK AG verwenden ihr Guthaben, um eine ruhestandsnahe Freistellung vor der Rente zu finanzieren (vgl. i. G. Kast 2009: 503 f.).

Oertel formulierte 2007 den Grundsatz, dass die berufliche Karriere eng an anderen Stationen des Lebenslaufes und den gesellschaftlichen Status gekoppelt ist (vgl. Oertel 2007: 61). Das Beispiel in Abbildung 5-3 zeigt in einem einfachen Denkmodell, wie dieser Grundsatz die konzeptionelle Entwicklung der lebensphasenorientierten Personalpolitik die Bundesagentur für Arbeit geprägt hat (vgl. Behrens 2009: 123).

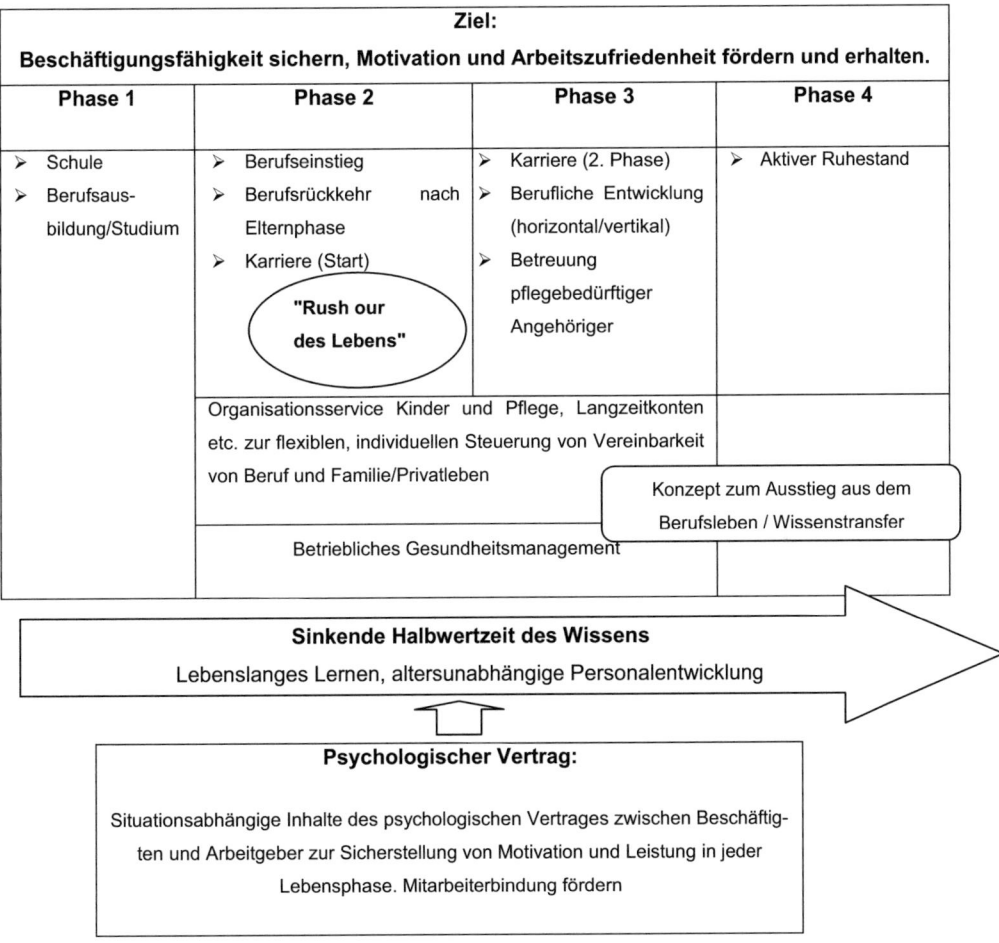

Abbildung 5-3: Modell der lebensphasenorientierten Personalpolitik der Bundesagentur für Arbeit (nach Behrens 2009: 123, eigene Darstellung)

Obwohl die Gliederung der Lebensphasen nur grob dargestellt ist, wird deutlich, dass der Erhalt der Beschäftigungsfähigkeit mit verlängerten Lebensarbeitszeiten bei einer älter werdenden Belegschaft einen präventiven Ansatz verfolgt (vgl. Behrens 2009: 124). Die Übergänge der Lebensphasen sind eher fließend. So kann es vorkommen, dass z.B. Menschen erst in der 2. Phase über den zweiten

Bildungsweg die Hochschulreife erlangen und anschließend ein Studium beginnen. Außerdem kann es vorkommen, dass die Familiengründung erst in der 3. Phase stattfindet (vgl. Behrens 2009: 124).

Eine besondere Möglichkeit für den Erhalt des Fachwissens sind spezifische Angebote über die Altersruhestandsgrenzen hinweg. Außerdem können entsprechende Erfahrungen ausgeschiedener Mitarbeiter über aufgebaute Netzwerke an die Nachfolgegeneration weitergegeben werden. Dieser Wissenstransfer ist für das Unternehmen nicht nur ein kostenloses Geschenk, sondern auch ein großer Vorteil gegenüber Konkurrenten.

6 Anforderungen an das Personalrisikomanagement

Die Anforderungen an das (Personal-) Risikomanagement sind sehr vielfältig und stellen eine wichtige und grundsätzliche Aufgabe des strategischen Personalmanagements dar (vgl. Führing 2006: 66). Bei der Einführung des Risikomanagements sind mittlerweile auch Krankenhäuser gesetzlichen Anforderungen und Besonderheiten gegenüber verpflichtet. Im Folgenden sind einige Gesetze kurz dargestellt. Anschließend werden Anforderungen und Rahmenbedingungen für das Personalrisikomanagement im Unternehmen beleuchtet.

6.1 Gesetzliche Anforderungen

Wie schon in der Einführung erwähnt, rückte erst durch die gesetzlichen Vorgaben und Erfordernisse eines Ratings[9], das im Zusammenhang mit Basel II[10] entstanden ist, das Thema Personalrisiko und Personalrisikomanagement in den Fokus der Wissenschaft und Praxis (vgl. Paul 2005: 5).

Die gesetzlichen Rahmenbedingungen für alle Unternehmen erstrecken sich über viele unterschiedliche Gesetze. Abgesehen vom Arbeitsrecht, das nachhaltigen Einfluss auf alle personalpolitischen Aufgaben hat, existieren heute viele gesetzliche und ökonomische Vorgaben in Deutschland, die sich mit Fragen des allgemeinen, als auch des personalwirtschaftlichen Risikomanagements auseinandersetzen (vgl. Paul 2005: 7).

6.1.1 SGB V

Krankenhäuser haben nach § 70 Abs. 1 Sozialgesetzbuch (SGB) V "eine bedarfsgerechte und gleichmäßige, dem allgemein anerkannten Stand der medizinischen Erkenntnisse entsprechende Versorgung der Versicherten zu gewährleisten". Das Wirtschaftlichkeitsgebot in § 12 Abs. 1 SGB V besagt außerdem, dass die Leistungen ausreichend, zweckmäßig und wirtschaftlich sein müssen und das Maß des Notwendigen nicht überschreiten dürfen (vgl. Gary 2013: 45). Desweiteren sind unter anderem auch zugelassene Krankenhäuser nach Maßgabe der §§ 137 und

---

[9] Rating bezeichnet die Einstufung der Bonität (Zahlungsfähigkeit, Kreditwürdigkeit) eines Unternehmens. Je höher die Bonität eines Unternehmens, desto höher ist die Sicherheit für ein Finanzinstitut (vgl. Wucknitz 2005: 6).
[10] Basel II bezeichnet die seit 2004 erweiterte Richtlinie, der in Basel 1988 durch die zehn führenden Wirtschaftsnationen beschlossenen internationalen Richtlinien (Basel I), nach der Finanzinstitute jeden Kredit, den sie vergeben, mit Eigenkapital als Sicherheit hinterlegen müssen (vgl. Wucknitz 2005: 1 f.).

137d SGB V verpflichtet, sich an einrichtungsübergreifenden Maßnahmen der Qualitätssicherung zu beteiligen. und ein Qualitätsmanagement einzuführen und weiterzuentwickeln. (vgl. Lümmer 2011: 73).

6.1.2 KonTraG

Das am 27.04.1998 eingeführte Gesetz zur Kontrolle und Transparenz im Unternehmensbereich (KonTraG, § 91 Absatz 2 Aktiengesetz AktG) verpflichtet Aktiengesellschaften zur Anwendung eines angemessenen Risikomanagement-systems. Mit dem In-Kraft-Treten des KonTrag entstanden auch für Krankenhäu-ser erweiterte Anforderungen an die Gestaltung des internen Risikomanage-mentsystems, wonach die Unternehmensleitung geeignete Maßnahmen zu treffen hat, um den Fortbestand der Gesellschaft gefährdende Entwicklungen frühzeitig zu erkennen (vgl. Paul 2011: 8).

Grundsätzlich betreffen die gesetzlichen Vorgaben alle Bereiche im Unterneh-men, somit auch den Personalbereich (Human Ressource). Das bedeutet, dass Risiken, wie nicht adäquate Qualifikationen, Fehlentscheidungen und Fehlverhal-ten des Personals bzw. des Managements, unzureichende Personalplanung sowie Bilanzfälschungen gemindert werden müssen (vgl. Führing 2006: 1). Mit § 91 Absatz 2 AktG werden Vorstände einer Aktiengesellschaft verpflichtet, geeignete Maßnahmen zu treffen, insbesondere ein Überwachungssystem einzurichten, damit den Fortbestand der Gesellschaft gefährdete Entwicklungen frühzeitig erkannt werden können (vgl. Paul 2005: 7).

6.1.3 TransPuG

Eine weitere Reform des Aktien- und Bilanzrechts wurde am 26.07.2002 durch das Transparenz- und Publizitätsgesetz (TransPuG) eingeführt. Das Ziel dieser gesetzlichen Regelung liegt darin, durch mehr Transparenz und Publizität Verhaltensfehlsteuerungen und Schwächen im deutschen System der Corporate Governance zu beheben und eine Verbesserung der Informationsversorgung des Aufsichtsrat zu erreichen (vgl. Paul 2005: 8). Die Bestimmungen von Basel II + III, welche den größten Einfluss haben und die Banken direkt betreffen, verlan-gen neben den erweiterten Anforderungen an das Kreditrisiko, eine Eigenkapital-unterlegung von operationellen Risiken. Damit wird Personalrisikomanagement eine aufsichtsrelevante Risikokategorie. Diese Bestimmungen wirken sich indirekt auch auf die Unternehmen aus (vgl. Kobi 2012: 27). Bei der seit 2013 schrittweisen Umsetzung von Basel III, wird sich die Bedeutung des Ratings für Unternehmen durch die kreditgebenden Banken weiter erhöhen. Die Einschätzung der Risikosituation wird auch abhängig von der Bewertung der Personalrisiken sein (vgl. Kobi 2012: 27 f.).

Obwohl mittlerweile viele gesetzliche Regelungen für die Unternehmen existieren, macht Steenberg mit einem in Auftrag gegebenen Gutachten deutlich, dass es aktuell keine gesetzliche Verpflichtung für ein Personalrisikomanagement in deutschen Kliniken gibt. Auch die Anforderungen an das Qualitätsmanagement reichen nicht aus um die personellen Risiken zu erfassen und zu managen (Steenberg 2015: 129 und 133-138).

Abbildung 6-1 zeigt tangierte gesetzliche Regelungen und Vorgaben, zum Risikomanagement für alle Kapitalgesellschaften.

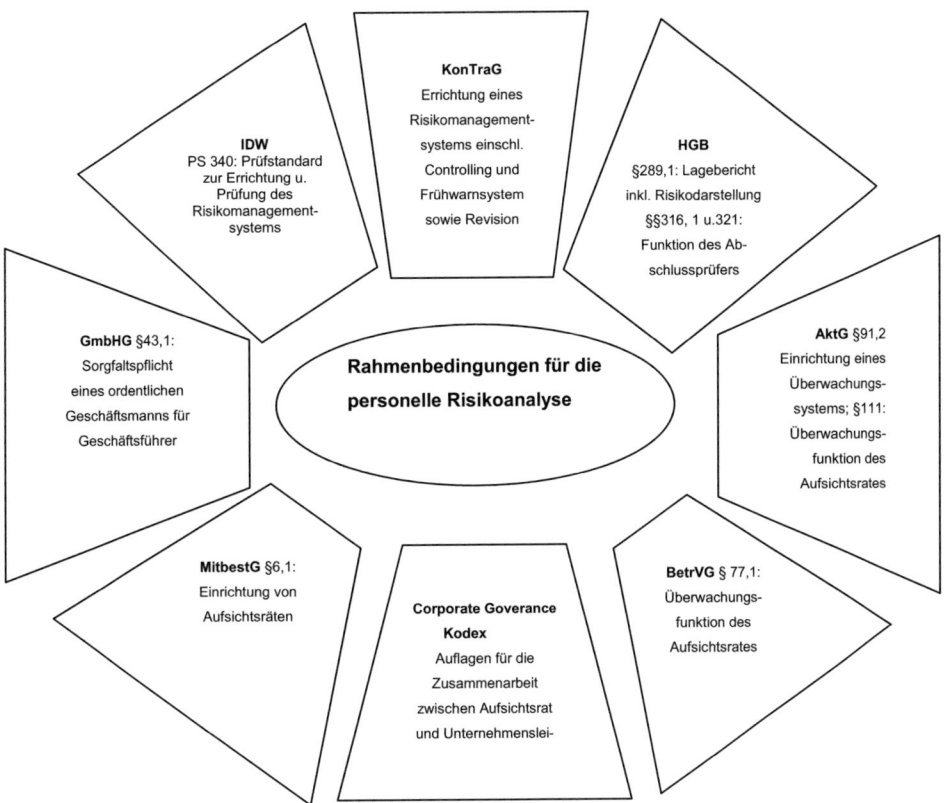

Abbildung 6-1: Regelungen zum Risikomanagement in Deutschland (nach Wucknitz 2005: 18, eigene Darstellung)

Obwohl der Gesetzgeber die Risiken im Zusammenhang mit Humanressourcen explizit mit einbezieht (vgl. Führing 2004: 183; Hochrein 1999: 17), werden qualitative Aspekte einer risikoadäquaten Unternehmensführung sowohl theoretisch als auch empirisch meist ausgeblendet (vgl. Paul 2011: 2; Führing 2004: 183). Daher wird der Intention des Gesetzes, welches durch bisherige Fixierung allein auf finanzielle und bilanztechnische Aspekte des Risikomanagements bestandsgefährdete Risiken zu erfassen, nicht vollumfänglich entsprochen (vgl. Paul 2011: 2). Dies spiegelt sich letztendlich erst auf der Ebene des Finanzplans und des Jahresabschlusses wieder. Da mit den traditionellen Instrumenten des Finanz- und Rechnungswesens die Risiken erst dann erfasst werden, wenn sie bereits eingetreten sind, zeigen sich ihre Wirkungen dementsprechend mit zeitlicher Verzögerung (vgl. Paul 2011: 2; Drumm 2004: 3).

6.2 Institutionelle Anforderungen und organisatorische Rahmenbedingungen

Bei der Betrachtung von Risiken in Krankenhäusern gibt es drei bedeutende Bereiche, welche die Verantwortlichen (Klinikleitung) als äußerst wichtig erachten.

1. Die wirtschaftliche Sicht (Kann es in Zukunft überleben?)
2. Die juristische Sicht (Bestehen Haftungsrisiken im Sinne eines Organisationsverschuldens?)
3. Die Patientensicht (Wie viele Behandlungsfehler passieren und welche Folgen haben diese?) (Beutel 2009: 5 f.; Steenberg 2015: 31)

Aufgrund mangelnder Absprachen und Standards können sogenannte Organisationsfehler im Krankenhaus entstehen (Lümmer 2011: 80).

Haftungsrisiken und entstandene Schadensfälle bei Patienten sind bei den Kliniken umfangreich durch eine Haftpflichtversicherung abgedeckt. Wirtschaftliche Risiken können jedoch bedrohlich werden. Ein gut funktionierendes, betriebswirtschaftliches Controlling, wirkt diesen durch regelmäßiges identifizieren und messen entsprechend entgegen (Steenberg 2015: 31).

Personalwirtschaftliche Risiken gehören ebenfalls zur wirtschaftlichen Sichtweise. In den Personalabteilungen der Kliniken scheinen Risiken offensichtlich noch kein Thema für Personalverantwortliche zu sein. Es existieren zwar eine Vielzahl von Maßnahmen (Personalbindung, Personalentwicklung usw.), sie sind aber nicht in das Gesamtsystem des Risikomanagement eines Unternehmens eingebunden.

Somit sind grundsätzlich geeignete Personalpolitiken zum Scheitern verurteilt, da sie nicht auf die Risikosituation und Kernprozesse des Unternehmens abgestimmt sind (vgl. Führing 2006: 66).

Es muss ein qualitativer Umbau des Personalwesens mit entsprechenden Handlungs- und Entscheidungsrechten stattfinden und die Personalleiter frühzeitig über Planungen informiert und in Entscheidungsprozesse eingebunden werden (vgl. Becker 2005: 64).

Ein kooperatives und transparentes Zusammenarbeiten von Management, Führungskräften, Mitarbeitern und Personalabteilung erleichtert die strategische Personalplanung. Hinzu kommt die Neuordnung der Lebensverlaufspolitik. Das bedeutet, dass eine Veränderung des Normallebensverlaufes und damit auch des Normalarbeitsverhältnisses stattgefunden hat und entsprechend institutionalisiert werden sollte. Die immer wiederkehrenden Unterbrechungen, z.B. für Weiterbildung, Pflege Angehöriger oder Kinderbetreuung, müssen gefördert und gefordert werden (vgl. Allmendinger, Ebner 2006: 227).

7 Nutzen von Personalrisikomanagement

Personalrisikomanagement bewirkt durch die frühzeitige Erkennung und Bewältigung bzw. Abschwächung von personalbezogenen Risiken nicht nur eine deutliche Kostenreduktion, sondern verhindert letztendlich auch einen potentiell wirtschaftlichen Totalschaden. Daher ist die Beurteilung von Personalrisiken ein probater zukunftsbezogener Indikator (vgl. Kobi 2012: 20). In den folgenden Kapiteln werden zunächst Ziel und Zweck eines PRM vorgestellt, anschließend erfolgt die Darstellung des PRM- Prozesses. Zur Erfassung von Personalrisiken wird schließlich eine einfache Methode dargestellt, die ohne großen Aufwand implementiert werden kann und für den Anwender leicht zu bedienen ist.

7.1 Ziel und Zweck des PRM

Die in Kapitel 3 beschriebenen Auswirkungen des demografischen Wandels müssen für das Unternehmen als mögliche Personalrisiken betrachtet werden, auf die im Rahmen eines Personalrisikomanagements pro-aktiv und bewusst einzugehen ist (vgl. Pletke 2009: 5). Der Beweggrund für ein PRM - System ist einerseits das frühzeitige Erkennen von Risiken um entsprechend zügig Maßnahmen zur Verringerung bzw. Abwendung dieser Risiken einzuleiten. Andererseits ist die ganzheitliche Betrachtung des Personals im Unternehmen erforderlich, um eine lebensereignisorientierte Planung durchzuführen.

Somit besteht die Zielsetzung des Personalrisikomanagements in der Sicherung der Unternehmensexistenz sowie des künftigen Erfolgs (vgl. Leidig 2007: 125).

Das PRM ist ein komplexer Bereich für die Personalabteilung und die jeweiligen Führungskräfte, die im Zusammenspiel versuchen effektiv und effizient mit der Ressource Mensch umzugehen. Es stellt eine fortbestehende Aufgabe für alle Führungskräfte, die Personalabteilung und die Unternehmensleitung dar (vgl. Pletke 2009: 17).

7.2 Personalrisikomanagement - Prozess

Für die umfassende Betrachtung von Personalrisiken ist ein systemischer Ansatz entscheidend, zugleich werden die Personalrisiken in Risikogruppen zusammenfasst (vgl. Kobi 2012: 7). Die organisatorische Abfolge des PRM wird in der Literatur von vielen Autoren als Regelkreis abgebildet (vgl Kobi 2012: 8; Kropp

2004: 139; Steenberg 2015: 41). Für diese Arbeit wurde das in Abbildung 7-1 dargestellte Model nach Pletke verwendet.

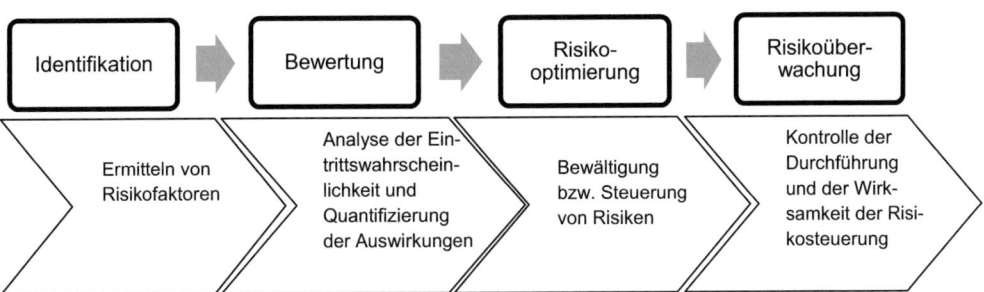

Abbildung 7-1: Phasen des Personalrisiko- Managementprozesses (nach Pletke 2009: 5, eigene Darstellung)

Der Managementprozess verläuft in Anlehnung an den Risikomanagementkreislauf nach Middendorf (s. Abb. 2-2) zunächst mit der Identifizierung und anschließenden Bewertung von Personalrisiken. In der Risikooptimierungsphase (dritte Phase) erfolgt die Bewältigung und Steuerung der Risiken. Abschließend sind in der vierten Phase die beschlossenen Maßnahmen im Sinne eines Risikocontrollings daraufhin zu überwachen, ob sie zweckentsprechend umgesetzt werden und den erwarteten Erfolg herbeiführen (vgl. Pletke 2009: 16 f.). Dabei sollte das moderne Personalcontrolling nicht nur operativ/quantitativ ausgerichtet sein, d. h. eine Vermeidung der Fokussierung nur auf Kosten, Kennzahlen und Statistiken.

Ebenso ist eine Ausrichtung der strategischen (Früherkennung, Wertschöpfung, Zielabweichung) und qualitativen Dimension (Potenzialerfassung, Mitarbeiterzufriedenheit, Kulturentwicklung und Führungsqualität) zu berücksichtigen (vgl. Kobi 2012: 13).

Da das Verhalten der Mitarbeiter nicht vorhersehbar ist, sind personelle Risiken nur schwer zu evaluieren. Das Verhalten wird bestimmt durch individuell ausgeprägte Intelligenz und Emotionen (vgl. Steenberg 2015: 47). In der Literatur sind unterschiedliche Expertenmeinungen zu finden. Einerseits gibt es die Auffassung, dass so viel wie möglich in Zahlen gemessen und ausgedrückt werden soll. Andererseits vertreten einige Experten die Ansicht, ausschließlich qualitative Methoden anzuwenden, da die Berechenbarkeit nicht möglich ist (vgl. Klöti 2008: 121 f.; Lisges und Schübbe 2009: 288).

Für eine aussagekräftige Identifikation und Bewertung von personellen Risiken werden immer mehrere Instrumente und Herangehensweisen benötigt. Der Einsatz eines guten Mix aus qualitativen und quantitativen Methoden ist sinnvoll und empfehlenswert, da für einzelne Untersuchungsmethoden die latente Gefahr besteht, gravierende Risiken zu übersehen (vgl. Steenberg 2014: 47).

Für die Identifizierung von Personalrisiken eignen sich z.B. Daten aus Mitarbeiterbefragungen im 1 bis 3-jahres Rhythmus, sowie Zielvereinbarungsgespräche und standardisierte Austrittsgespräche. Auch Personal- und demografische Kennzahlen, wie Altersstruktur der Mitarbeiter, Verteilung von Qualifikationen, Krankenstand und Fluktuationsquote, als auch Ausbildungs- und Bewerberzahl bezogen auf den Arbeitsplatz, sind weitere wichtige Parameter um Risiken schnell zu lokalisieren. Zusätzlich sollte die monatliche Erfassung von Überstunden und der Einsatz von Zeitarbeitskräften in den einzelnen Bereichen erhoben werden.

Empfehlenswert ist ein auf das Krankenhaus abgestimmtes Set aus Kennzahlen, Indikatoren und Standards. Hierfür ist die Erstellung eines elektronischen Handbuchs, mit den verwendeten Instrumenten sinnvoll. Es erlaubt der Personalabteilung und den Führungskräften Risiken schnell zu identifizieren und gut einzugrenzen. Bei der Bewertung von Personalrisiken muss vor einer realistischen Einschätzung der Bedrohung durch das Risiko, die Ursache des identifizierten Risikos herausgefunden sein (vgl. Oswald, Heinrichs 2011: 54). Anschließend kann anhand der Ursache auf ein entsprechendes Messinstrument, z.B. eine bestimmte Kennzahl geschlossen werden, welches die Ausprägung des Risikos ermittelt (vgl. Steenberg 2015: 42).

7.3 Harte und weiche Personalkennzahlen

Personalkennzahlen informieren über quantitativ erfassbare Sachverhalte die eine gewichtige Bedeutung für personalwirtschaftliche Entscheidungen haben (Gabler Wirtschaftslexikon 2016). Zu den harten Kennzahlen gehören unter anderem Anzahl der Mitarbeiter, Qualifikation, Krankenstand und Fehlzeiten.

Weiche Kennzahlen erfassen qualitative Faktoren wie, Motivation, Zufriedenheit, Commitment, Loyalität, physische und psychische Belastung, Betriebsklima, Arbeitszeiten und weitere.

8 Kennzahlentabelle zur Risikoeinschätzung

In Anlage 1 wird beispielhaft gezeigt, wie eine Kennzahlentabelle aufgebaut sein kann. Die Tabelle wurde für den direkten praktischen Einsatz konzipiert und kann individuell angepasst und ergänzt werden. Sie erlaubt den Verantwortlichen sich einen schnellen Überblick zu verschaffen. Für jede Abteilung/Station können alle Daten monatlich dokumentiert, ausgewertet und in entsprechenden Sitzungen besprochen werden. Ein direkter Vergleich zu den Ergebnissen der Vormonate ist sofort möglich. Für jährliche Zielplanungssitzungen der Krankenhausleitung mit den Führungskräften ist eine ausgewertete Jahresübersicht der Kennzahlentabelle als Grundlage für Budgetverhandlungen sehr sinnvoll. Mit einer entsprechenden Software können diese Daten auch in Diagrammen dargestellt und Trends aufgezeigt werden. Die alleinige Betrachtung einzelner Kennzahlen sollte unbedingt vermieden werden. Erst die Gesamtbetrachtung aller Kennzahlen eines Monats kann erste Hinweise auf vorhandende Risiken geben.

8.1 Aufbau der Kennzahlentabelle

Die Tabelle ist in vier große Bereiche aufgeteilt:

- ➢ Personalplanung
- ➢ Qualifikation
- ➢ Fluktuation
- ➢ Fehlzeiten

Die Personalplanung beinhaltet die Angabe der Vollzeitstellen, Belegungsquote (belegte Betten in einem festgelegten Zeitraum), Stellenvakanzen, angefallene Überstunden, und den Einsatz von externen Zeitarbeitern. Im Bereich Qualifikation wird die Anzahl aller pflegerischen Mitarbeiter der Abteilung dokumentiert. Die Fluktuation mit Angabe des Grundes sowie die Neueinstellungen sind im dritten Bereich zu dokumentieren. Der Bereich Fehlzeiten zeigt die Fehlzeiten- und Krankheitsquote als auch Ausfälle durch Langzeitkranke auf.

Abbildung 8-1 zeigt einen Ausschnitt aus der Kennzahlentabelle.

Station A		Januar	Februar	März
Vollzeitstellen	Soll	26	26	26
	Ist	24	24	
Belegungsquote		90%	95	
Stellenvakanzen		2	2	
Überstunden		300	340	

Abbildung 8-1: Ausschnitt Kennzahlentabelle

8.2 Erfassung der Personalplanung

Zur Risikoidentifikation und Bewertung werden zunächst die Ergebnisse der Kennzahlentabelle analysiert. Das Ergebnis wird in Bezug auf die Belegungsquote betrachtet. Ein vermehrtes Einspringen und ein deutlicher Anstieg von Überstunden führt auf die Dauer zur Mehrbelastung und weiteren Krankheitsausfällen, welche dann nicht mehr kompensiert werden können. Auch ein vermehrter Einsatz von Zeitarbeitern auf einer Station deutet auf ein Missverhältnis hin. Andererseits darf ein kurzfristiger Anstieg der Bettenbelegung bzw. Fallzahlen nicht direkt zur Erhöhung der Vollzeitstellen führen. Vakante Stellen sollten sobald als möglich wieder besetzt werden. Eine vorausschauende Planung und frühzeitige Neueinstellung in Bezug auf vorhersehbare Kündigungen, z.B. durch Renteneintritt ist von den Führungskräften vorzunehmen. Hier sei noch mal die Gesamtbetrachtung aller Ergebnisse und Situationen erwähnt um eine genaue Eingrenzung und Abschätzung der Bedeutsamkeit des Risikos zu erreichen.

8.3 Erfassung der Qualifikation

Die Anzahl der qualifizierten Mitarbeiter sollte für jede Abteilung individuell im Vorfeld definiert sein. Die regelmäßige Überprüfung und Anpassung der Qualifikationen der Mitarbeiter an die sich ständig verändernden Anforderungen ist Aufgabe der Führungskräfte. Eine negative Abweichung ist schnellstmöglich auszugleichen. Insbesondere in den Funktionsbereichen wie Intensivstationen, OP Bereich oder zentrale Notaufnahme ist es wichtig qualifiziertes Personal in ausreichender Menge vorzuhalten. Der medizinischen Fortschritt mit neuen Behandlungsmethoden und OP-Verfahren sowie neu eingeführte medizinische Geräte erfordern dies um die Qualität der medizinischen und pflegerischen Betreuung aufrecht zu erhalten.

8.4 Erfassung der Fluktuation

Bei der Erfassung der Fluktuation ist es wichtig zu wissen, welcher Grund vorliegt. Das natürliche Ausscheiden aus dem Unternehmen ergibt sich durch das Renteneintrittsalter oder andere persönliche Gründe. Das Renteneintrittsalter ist sehr gut kalkulierbar. Hier kann ein frühzeitiges, systematisches Nachfolgemanagement inklusive Know-How Transfer erfolgen. Persönliche Gründe werden vom Mitarbeiter häufig frühzeitig angekündigt, sodass auch hier ausreichend Zeit für die Nachfolgesuche besteht. Auch das temporäre Aussetzen durch Inanspruchnahme der Elternzeit bei Familiennachwuchs ist sehr gut kalkulierbar. Jedoch ist es schwieriger potentielle Nachfolger zu bekommen, wenn diese zunächst nur einen Zeitvertrag erhalten.

8.5 Erfassung der Fehlzeiten

Unter Fehlzeiten ist die in Stunden oder Tage gemessene Abwesenheit der Mitarbeiter vom Arbeitsplatz zu verstehen. Dabei ist zwischen krankheitsbedingter Fehlzeit, motivationsbedingter Fehlzeit (Absentismus) oder sonstigen Fehlzeiten durch Sonderurlaub, Fortbildung oder Elternzeit zu unterscheiden (vgl. Kompakt-Lexikon Management 2013: 101). Für die Erfassung in der Kennzahlentabelle werden die geplanten Abwesenheitszeiten wie Sonderurlaub und Fortbildung nicht berücksichtigt.

Die Betrachtung der Fehlzeitenquote gibt Auskunft darüber, welche Ausmaße das Risiko bereits hat. Gibt es vermehrt personelle Ausfälle, ist zunächst festzustellen, ob es sich um eine temporäre Krankheitswelle handelt. Die Anzahl der erkrankten Mitarbeiter, die Häufigkeit von Krankmeldungen und die Fehlzeitendauer gibt weitere Hinweise auf evtl. Risiken.

Gibt es z.B. eine typische Krankheitswelle, die immer wieder zu bestimmten Jahreszeiten vorkommt, ist zu überlegen, zeitnah externe Zeitarbeit einzusetzen, um eine Mehrbelastung der Stammbelegschaft zu vermeiden. Liegt kein temporärer bzw. saisonaler Krankheitsausfall vor, so ist zu untersuchen, ob möglicherweise die Arbeitsbelastung gestiegen ist oder ob es sich evtl. um ein Führungsproblem handelt. Krankheitsausfälle und steigende Fluktuation können Anzeichen erhöhter Arbeitsbelastung sein. Wenn die Arbeitsbelastung durch veränderte Krankheitsbilder der Patienten bzw. Fallschwere gestiegen ist, sollten die Arbeitsabläufe hinsichtlich Effektivität untersucht werden. Gegebenenfalls sind weitere gesundheitsfördernde Maßnahmen für die Mitarbeiter nötig, oder eine Korrektur der Vollzeitstellen notwendig. In beiden Fällen ist ein frühzeitiges Handeln erforderlich, da sonst ein immenser finanzieller Schaden entstehen kann.

Die Anzahl der Neueinstellungen als weitere Kennzahl ist im Zusammenhang mit den Kündigungen zu betrachten. Neu eingestellte Mitarbeiter, die kurze Zeit später wieder die Klinik verlassen möchten, deuten ebenso auf ein hohes Risiko hin. Hier ist wieder genauer zu untersuchen, welche Ursachen (Arbeitsbelastung, Führungsprobleme, Teamprobleme) vorhanden sind um schnellstmöglich das Risiko zu minimieren.

8.6 Erfassung zusätzlicher Daten

Die alleinige Betrachtung der harten Personalkennzahlen (unterbesetzte Schichten, Fehlzeiten usw.) kann nicht ausreichen um das Risiko eindeutig zu bestimmen. Daher ist das Hinzuziehen von weichen Personalkennzahlen wie Motivation, Zufriedenheit und die Bindung an das Unternehmen ebenso wichtig.

Im Bezug auf die oben genannte Risikomatrix (s. Abbildung 1) ist die Verknüpfung der Ergebnisse aus der Kennzahlentabelle mit den Daten aus evtl. vorhandenden Patienten- oder Angehörigenbefragungen sowie eingegangenen Beschwerden wichtig. Hier lassen sich nun Zusammenhänge erkennen, die die Größe des Risikos und damit die Dringlichkeit von Maßnahmen beeinflussen.

Gibt es gehäufte Beschwerden von Patienten und/oder Angehörige und stehen diese im Zusammenhang mit einem negativen Ergebnis aus der Kennzahlentabelle, so ist dies ein Indiz für ein hohes Risiko. Sie können wertvolle Hinweise zur Verbesserung der Organisation leisten und damit zur Erhöhung der Patientenzufriedenheit beitragen (vgl. Lümmer 2011: 37).

Bei Patienten- und Angehörigenbefragungen wird standardmäßig nach der Zufriedenheit bei der medizinischen und pflegerischen Versorgung, sowie Unterbringung und Service gefragt. Beispiele dafür wären Wartezeiten vor einer Untersuchung/Operation, Qualität der Speisen oder (un-)freundliches Personal. Die Befragungen werden meistens über die QM- oder Marketingabteilung gesteuert. Die relevanten Antworten bzw. Ergebnisse solcher Befragungen müssen im Vorfeld selektiert, extrahiert und später in das Gesamtergebnis einfließen.

Weitere Ergebnisse aus Zielvereinbarungs- und Austrittsgesprächen von Mitarbeitern sind mit zu berücksichtigen. Zusätzlich können abteilungsbezogene Daten aus den Resultaten der Mitarbeiterbefragungen in das Gesamtergebnis einbezogen werden um das Risiko weiter einzugrenzen.

Dabei ist zu beachten, dass Kliniken Mitarbeiterbefragungen unterschiedlich gestalten. Typisch abgefragte Kategorien sind Führung, Zufriedenheit, physische und psychische Arbeitsbelastung, Motivation oder Dienstplangestaltung.

Beispiel für eine spürbar erhöhte Arbeitsbelastung ist ein Anstieg der Fallzahlen (hoher Patientendurchlauf) oder ein erhöhter Case Mix Index[11] des Behandlungsfalls. Besondere Aufmerksamkeit gilt der Sicherung von Führungsqualität. Daher sind häufige Beschwerden von Mitarbeitern über die Führungsperson ein deutliches Zeichen für ein "hohes Risiko". Wenn Mitarbeiter das Unternehmen verlassen und wiederholt das negative Verhalten des Vorgesetzten als Kündigungsgrund bei Austrittsgesprächen angeben, spricht dies auch für ein hohes Risiko. Beides erfordert ein sofortiges Reagieren der Unternehmensleitung.

Abschließend werden die Ergebnisse zu einem Gesamtergebnis zusammengefasst, nach Größe des Risikos bewertet und entsprechende Maßnahmen abgeleitet (s. Kapitel 9).

---

[11]Das Case Mix Index beschreibt die durchschnittliche Schwere der Patientenfälle gemessen an einer Skala, die dem Gesamt-Ressourcenaufwand entspricht.

9 Auswertung und Maßnahmenableitung

Im diesem Kapitel wird die Auswertung und Ableitung von Maßnahmen an einem Praxisbeispiel beschrieben, um eine Vorstellung darüber zu bekommen wie Personalrisiken analysiert und in ihrer Ausprägung bewertet werden können.

9.1 Datenauswertung der Kennzahlentabelle am Beispiel einer Intermediate Care Abteilung

Die Kennzahlentabelle (s. Anlage 2) wurde mit Hilfe des Excel- Programms von Microsoft® für eine Intermediate Care (IMC) Abteilung erstellt. Anschließend wurden beispielhaft 3 Diagramme aus den ermittelten Daten aufgezeigt, um Erkenntnisse für vorhandene Risiken zu generieren.

Die Darstellung der Einzelauswertung bzw. Diagramme ist beliebig möglich. Der Anwender kann selbst bestimmen, welche Kennzahlen genutzt und ausgewertet werden sollen.

Die IMC Abteilung umfasst insgesamt 47 Planbetten aufgeteilt auf zwei Stationen. Sie versorgt Patienten mit zum Teil hoher Querschnittlähmung nach Trauma oder neuromuskulärer Erkrankung. Die Patienten werden nach der Akutphase auf den IMC Stationen versorgt.

Es gibt 10 Beatmungsplätze und 4 Isolationszimmer. Auf den Beatmungsplätzen liegen Tracheotomierte Patienten, die auf ihre Heimbeatmungsgeräte eingestellt werden. Das pflegerische Team besteht z. Zt. aus 85 Mitarbeiter verteilt auf 66 VK (Vollzeitstellen/Planstellen). Es gibt 1 Abteilungsleitung, 2 Stationsleitungen und 70 Gesundheits- und Krankenpflegekräfte (G&KP) davon 25 Pflegefachkräfte mit Fachweiterbildung (A&I, IMC). Außerdem arbeiten dort 5 Gesundheitspflegeassistenten (GPA) und 4 Pflegehelfer (PH). Zusätzlich gibt es 2 Servicekräfte, die mit auf die Pflegestellen angerechnet werden. Die Daten wurden für einen Zeitraum von 11 Monaten (Januar bis November 2016) erfasst.

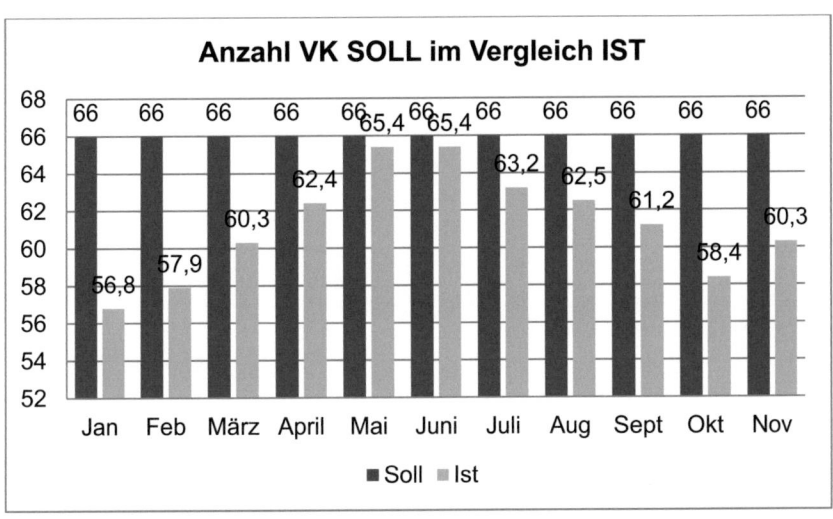

Abbildung 9-1: Soll/IST Vergleich der Vollzeitstellen

Abbildung 9-1 zeigt die monatliche SOLL Besetzung der VK (Vollzeitstellen) im Vergleich zur tatsächlichen Besetzung auf der IMC. Die Sollbesetzung blieb durchgehend bei 66 VK. In den Sommermonaten Mai und Juni war die IMC mit 65,4 Stellen sehr gut besetzt. Auch im April bzw. Juli bis August ist der Stellenplan noch deutlich über 60 Stellen. Zu erkennen ist die geringe Besetzung am Anfang und am Ende des Jahres.

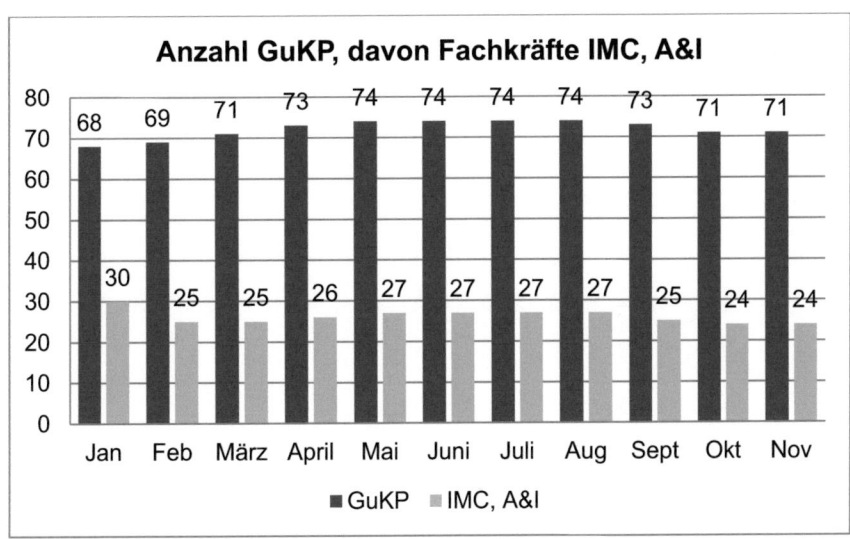

Abbildung 9-2: Anzahl GuKP, davon Fachkräfte IMC, A&I

Die obige Abbildung zeigt den Anteil der Pflegefachkräfte mit Zusatzqualifikation im Vergleich zu den übrigen 3-jährig ausgebildeten Gesundheits- und Krankenpflegekräften. Obwohl die Zahl der GuKP insgesamt stabil, bzw. sogar leicht angestiegen ist, sank die Zahl der Pflegefachkräfte mit Zusatzqualifikation bis Ende des Jahres auf 24 VK.

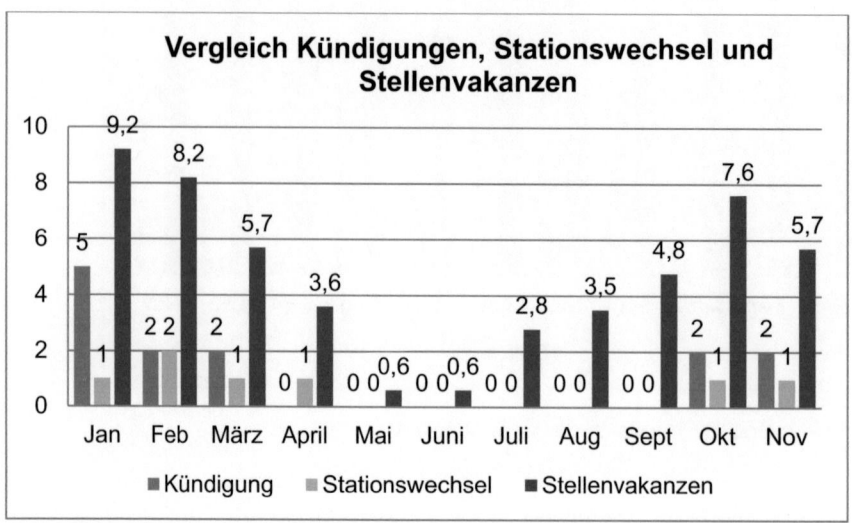

Abbildung 9-3: Vergleich Kündigungen, Stationswechsel, Stellenvakanzen

Wie in Abbildung 9-3 zu sehen, spiegeln die Kennzahlen Kündigung, Stationswechsel und Stellenvakanzen die im ersten Diagramm gezeigte IST Besetzung deutlich wieder. Im Januar gab es 5 Kündigungen, im Februar und März sowie im Oktober und November jeweils 2 Kündigungen. Außerdem gab es in diesen Monaten auch interne Versetzungen.

9.2 Risikoeinschätzung

Zur Einschätzung der Risiken wird Bezug auf die Risikomatrix in Kapitel 2.1 genommen. Die Kriterien der Kennzahlentabelle sind wie folgt festgesetzt:

- 0 - 2 = geringes Risiko
- 3 - 4 = mittleres Risiko
- >5 = hohes Risiko

Für die IMC Abteilung ergibt sich in den Monaten Mai und Juni ein geringes Risiko, da Negativkriterien unter 2 betragen. Des Weiteren ist die Belegungssituation entspannt. Die SOLL VK Anzahl von 66 ist fast erreicht, Fehlzeiten sind deutlich niedriger, als in den anderen Monaten. In den Monaten Januar, Februar und Oktober existiert ein hohes Risiko, denn die Negativkriterien liegen über 5. Die IST VK Anzahl liegt deutlich unter der SOLL VK Anzahl. Es gibt eine Vielzahl an Kündigungen, die Fehlzeitenquote ist sehr hoch. Sehr entscheidend ist eine hohe Anzahl an Mitarbeitern mit besonderen Qualifikationen, die das Unternehmen verlassen.

Wahrscheinlichkeit des Austritts von Leistungsträgern	Folgen des Austritts von Leistungsträgern für das Unternehmen		
	Gering	mittel	hoch
hoch			Januar, Februar Oktober
mittel			
gering	Mai, Juni		

Abbildung 9-4: Risikomatrix (in Anlehnung an Lappalainen 2000: 15, eigene Darstellung)

9.3 Maßnahmen

Die Betrachtung der Ergebnisse aus der Kenzahlentabelle und den Diagrammen macht deutlich, dass trotz Zeitarbeitseinsatz die SOLL VK Anzahl nicht erreicht wird. Hier ist dringender Handlungsbedarf erforderlich und zunächst ein Ausfallkonzept zu erstellen. Bei akuten Personalausfällen ist der Einsatz eines Springerpools, die Einführung von Stand-by-Diensten und/oder das Gleitzeitmodell von SICK (s. Seite 38) sinnvoll. Zudem ist die zügige Rekrutierung von neuem Personal im Pflegebereich auf dem Arbeitsmarkt bei den gegenwärtigen Bedingungen nur sehr bedingt möglich. Es sollten neue Bewerberportale im Internet genutzt werden, um vor allem junge potentielle Bewerber zu erreichen, z.B. Social Media, wie Facebook und Xing. Bei dem Vergleich GuKP und Zusatzqualifikation ist nach diesem Ergebnis zu entscheiden, ob eine gezielte MA-Befragung durchgeführt werden muss, um festzustellen, ob eine Unzufriedenheit aufgrund fehlender Weiterentwicklung der MA mit Zusatzqualifikation besteht. Weitere Maßnahmen können strukturierte Fehlzeitengespräche sein, um Ursachen für krankheitsinduzierte Fehlzeiten zu analysieren und individuelle gesundheitsfördernde Maßnahmen zu entwickeln. Des Weiteren können Gespräche mit den Führungskräften geführt werden, um herauszufinden, ob eine Überforderung vorliegt. Hier wäre evtl. ein Führungskräftecoaching erforderlich. Im zunächst letzten Schritt müssen die durchgeführten Maßnahmen auf zweckentsprechende Umsetzung und den erwarteten Erfolg überprüft werden.

10 Frühwarn-Indikatoren

Die Anzeichen für das Auftauchen von potentiellen Risiken und Problemen sollten frühzeitig erkannt und sofort Maßnahmen eingeleitet werden. Deshalb ist es wichtig, Warnsignale für abnehmbare Bindung der Mitarbeiter vom Unternehmen so früh wie möglich zu empfangen, um geeignete Gegenmaßnahmen einzuleiten (vgl. Wucknitz, Heyse 2008: 58). Beobachtungswürdige Bereiche sind dabei die Arbeitsmarkt- und Lohnentwicklung, Bevölkerungsstruktur, Bildungsfähigkeit, Gesunderhaltung sowie das Qualitäts- und Qualifikationsniveau, wobei die Aufzählung nicht abschließend ist. Die ständige Beobachtung dieser Bereiche obliegt der Klinikleitung in Zusammenarbeit mit den Führungskräften und der Personalabteilung.

Als Vorboten deuten Frühwarn-Indikatoren auf abnehmbare Bindung bzw. drohende Abwanderung insbesondere von Schlüsselkräften hin. Die Autoren Wucknitz und Heyse haben Frühwarn-Indikatoren für Organisationen und Personen entwickelt und in Checklisten zusammengefasst (s. Anlage 3). Diese Listen sind sowohl für die Unternehmensleitung als auch für die Führungskräfte interessant und relevant. Wobei das Interesse der Führungskräfte in den einzelnen Teams sich mehr auf die individuellen Frühwarn-Indikatoren fokussiert (vgl. Wucknitz, Heyse 2008: 61-64).

Es gibt zwei Arten von Frühwarn-Indikatoren:

1. Gefahren-Indikatoren, die erste Trends aufzeigen und sehr früh auf negative Entwicklungen hindeuten.
2. Krisen-Indikatoren, welche bereits eingetretene Verluste an Motivation oder Bindung anzeigen (vgl. Wucknitz, Heyse 2008: 61).

Bei einer Gesamtzahl von jeweils 20 Gefahren- und Krisen-Indikatoren, ist bei einer Anzahl von 5 beobachteten Gefahren-Indikatoren von einer mittleren Gefahrenintensität zu sprechen. Eine hohe Gefahrenintensität liegt bei über 7 beobachteten Indikatoren vor. Auf eine mittlere Krisenintensität deuten 4 beobachtete Krisen-Indikatoren hin. Bei mehr als 5 beobachteten Indikatoren liegt eine hohe Krisenintensität vor (vgl. ebd. 2008: 62).

Als Beispiele für individuelle Gefahren-Indikatoren können Mitarbeiter genannt werden, die weniger bereitwillig zusätzliche Aufgaben übernehmen, sowie die abnehmende Hilfsbereitschaft anderen Kollegen gegenüber. Darüber hinaus deuten häufiges Kritisieren des Umfelds (Unternehmen, Führung, Team) als auch Konflikte mit anderen Arbeitskollegen auf einen Negativtrend hin. Je mehr

Gefahren-Indikatoren bei bestimmten Personen zu beobachten sind, desto höher ist die Gefährdung von Bindung und Motivation (vgl. ebd. 2008: 63).

Andere Beispiele für individuelle Krisenindikatoren sind ansteigende Fehlzeiten und ausweichende Reaktionen des Mitarbeiters auf direkte Fragen des Vorgesetzten nach der Befindlichkeit. Zudem können Äußerungen des Mitarbeiters zur eigenen Zukunft im Unternehmen bzw. außerhalb des Unternehmens, als auch Bewerbungen innerhalb kurzer Zeit in einem anderen Bereich deutliche Zeichen sein. Auf jeden Fall ist die Lage bei einer Anhäufung der Krisen-Indikatoren als kritisch zu beurteilen (vgl. ebd. 2008: 63 f.).

Da Frühwarn-Indikatoren als Vorzeichen für abnehmende Bindung bzw. zunehmende Abwanderungsgefahr von Schlüsselkräften stehen, gilt prinzipiell, je mehr Indikatoren in einem Unternehmen beobachtet werden, desto größer ist das Ausmaß der Bindungsgefährdung (vgl. ebd. 2008: 62).

Ergänzend zu den Checklisten empfehlen Wucknitz und Heyse noch weitere Methoden um den Handlungsbedarf frühzeitig zu erkennen. Sie sollen hier nur vollständigkeitshalber erwähnt werden (vgl. Wucknitz, Heyse 2008: 60).

- Einsatz von Mitarbeiterbefragungen
- Zufriedenheitsbarometer bezogen auf die für Mitarbeiter wichtigsten Themen
- Trend-Scouts, die im Unternehmen befragt werden und frühzeitig über Stimmung und Entwicklungen in der Belegschaft informieren

10.1 Organisatorische und individuelle Gefahren- und Krisenindikatoren

Üblicherweise wird unter Krise eine schwerwiegende Situation verstanden, welche den Höhe- und Wendepunkt einer gefährlichen Entwicklung darstellt. Unternehmenskrisen können als ungeplante und ungewollte Prozesse von begrenzter Dauer und Beeinflussbarkeit definiert werden, die die Existenz eines Unternehmens gefährden bzw. vernichten. Daher ist der Ausgang einer Krise bzw. einer Bedrohung eher ungewiss, da sowohl eine erfolgreiche Bewältigung als auch im Extremfall die Vernichtung des Unternehmens möglich ist (vgl. Birker 2004: 246).

Zwischen Arbeitgebern und Arbeitnehmern besteht einerseits eine rechtliche Beziehung durch den Arbeitsvertrag. Andererseits gibt es auch einen psychologischen Arbeitsvertrag, dessen Grundlage in einem wechselseitigen Geben und Nehmen besteht. Für den Arbeitnehmer bedeutet es Sicherheit, Entwicklungsmöglichkeiten und faire Behandlung. Der Arbeitgeber erwartet dafür Leistungsbereitschaft, Flexibilität und Eigenverantwortung (vgl. Kobi 2012: 155).

Die Abbildung 10-1 auf der folgenden Seite zeigt die gegenseitigen Erwartungen und Annahmen von Arbeitgeber und Mitarbeiter.

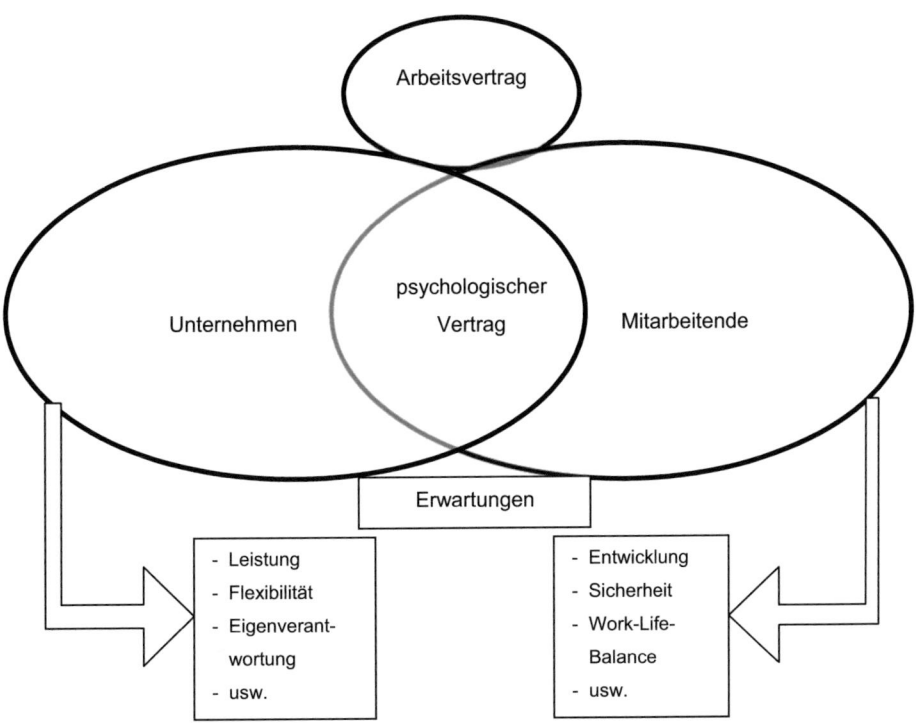

Abbildung 10-1: Psychologischer Arbeitsvertrag (in Anlehnung an Kobi 2012: 156, eigene modifizierte Darstellung)

Wird der psychologische Vertrag gebrochen, stellt es eine Risikoquelle besonderer Art dar. Die Balance zwischen Geben und Nehmen wird nicht mehr als ausgeglichen empfunden und hat gravierende Konsequenzen auf das Commitment der Mitarbeitenden (vgl. Kobi 2012: 155). Das bezieht sich auch auf Pflegefachkräfte am Patientenbett, die ein ausreichendes Maß an Zeit für die Betreuung der Patienten als sehr wichtig empfinden (Buxel 2011: 430). Pflegefachkräfte müssen gezielt von verwaltungs- und pflegeberufsfremden Tätigkeiten, welche sehr gut von Pflegehilfskräften und Servicemitarbeitern übernommen werden können, entlastet werden (vgl. Buxel 2011: 430).

10.2 Management- und Führungsqualität

Krankenhäuser sind mittlerweile moderne Dienstleistungsunternehmen, die sich proaktiv den Anforderungen der Umsysteme (Patienten, Einweiser, Mitarbeiter, Krankenversicherung, Lieferanten u.v.m.) anpassen. Deshalb sichert eine rechtzeitige Ausrichtung des Krankenhauses, im Rahmen der systemorientierten Führungslehre auf die gestellten Anforderungen und Erwartungen der Umwelt bzw. der Umsysteme dessen Überleben im freien Wettbewerb (vgl. Gary 2013: 46 f.). Die bislang vorherrschende Verwaltungsmentalität wird ersetzt durch eine Managementorientierung (vgl. Bornemeier 2002: 3). Als Teil der Unternehmensführung umfasst die Personalführung, als zentrales Merkmal, die Verhaltensbeeinflussung von Mitarbeitern im Hinblick auf das unternehmerische Ziel (vgl. Huber 2010: 139). Zur Gestaltung der Personalführung gibt es mittlerweile in der Literatur hinreichende Beispiele für Führungsinstrumente, Führungsstile und -konzepte[12].

Die unmittelbare Personalarbeit wird von den direkten Vorgesetzten geleistet. Daher ist ein direkter Zusammenhang zwischen den meisten Personalrisiken und der Führungsstruktur bzw. -qualität zu sehen (vgl. Kobi 2012: 131). So verhindern nicht standardisierte Führungsprozesse, ineffiziente oder mangelnde Führungsinstrumente als auch ein unangemessener Führungsstil und -verhalten ein effizientes Arbeiten der unterstellten Mitarbeiter (vgl. Steenberg 2015: 52). Die ideale Führungskraft zeigt persönliches Commitment und Engagement, dass die Mitarbeiter mitreißt.

Sie ist authentisch, integer, verlässlich, geradlinig, ehrlich und respektvoll als auch wertschätzend (vgl. Steenberg 2015: 135). "Glaubwürdigkeit und Transparenz sind die Voraussetzungen für Vertrauen auf der zwischenmenschlichen Ebene" (Steenberg 2015: 135).

---

[12] Malik, F. (2014): Führen Leisten Leben; Wirksames Management für eine neue Welt
Huber, A. (2010): Personalmanagement Vahlens Kurzlehrbücher
Ackermann, K.-F. (2009): Führungskräfteentwicklung unter dem Aspekt der "Employability", In: Peter Speck (Hrsg.) Employability- Herausforderungen für strategische Personalentwicklung. Konzepte für eine flexible, innovationsorientierte Arbeitswelt von morgen
Schmidt, C; Bauer, J; Schmidt, K; Bauer, M. (2013): Betriebliches Gesundheitsmanagement im Krankenhaus. Strukturen, Prozesse und das Arbeiten im Team gesundheitsfördernd gestalten

11 Bedeutung des Personalrisikomanagements in deutschen Kliniken

Durch den schnellen Wandel und die steigende Komplexität von Geschäften entstehen immer mehr Optionen für die Unternehmen, andererseits werden auch immer mehr Risiken bekannt bzw. bewusster wahrgenommen. Das Nichtbeachten von Risiken kann letztendlich im Unternehmen enorme Kosten verursachen. Daher ist ein effektives und effizientes Risikomanagement sehr wichtig (vgl. Przybilla 2008: 4). Viele Unternehmen haben mittlerweile erkannt, dass es kein Risiko gibt, welches nicht direkt oder indirekt von Menschen verursacht wird (vgl. Kobi 2012 19).

Die Brisanz und Aktualität des Themas "Personalrisikomanagement" liegt nicht zuletzt auch daran, dass durch die demographische Veränderung immer weniger Mitarbeiter am Arbeitsmarkt vorhanden sind und die Kliniken schon seit einigen Jahren große Schwierigkeiten haben geeignetes Fachpersonal zu finden. Die Mitarbeiter können sich heute teilweise nicht mehr mit dem Unternehmen identifizieren. Dieses fehlende Commitment ist erkennbar an immer häufiger stattfindenden Arbeitsplatzwechseln von Mitarbeitern in allen Branchen. Mit dem richtigen Einsatz eines PRM System besteht nicht nur die Möglichkeit Personalrisiken frühzeitig zu erkennen, sondern es wirkt auch vorbeugend, wenn Personalabteilung und Führungskräfte enger zusammenarbeiten.

Werden mit den vorgegebenen Risikoindikatoren personalwirtschaftliche Maßnahmen verknüpft, ist es möglich im Unternehmen einen Erfolgsbeitrag im Personalbereich zu erreichen (Paul 2011:246). Somit ist das Personalrisikomanagement neben dem ökonomischen und klinischen Risikomanagement eine wichtige Säule des strategischen Managements.

Das Postulat von Zaugg et al. besagt: "Unter nachhaltigem Personalmanagement werden insbesondere diejenigen Denk- und Handlungsansätze verstanden, welche die langfristige, sozial verantwortliche und wirtschaftlich zweckmäßige Gewinnung, Entwicklung, Erhaltung und Freistellung von Mitarbeitenden zum Ziel haben" (Zaugg, Blum, Thom 2001: 1). Gleiches gilt für das Personalrisikomanagement als integrativer Bestandteil des Personalmanagements bzw. Human Resource Management.

Laut Kropp beruhen unternehmerische Zukunftsprobleme in der Regel auf menschliche Fehlleistungen, Vernachlässigung von Humanressourcen oder das Unterlassen von Zukunftsinitiativen (vgl. Kropp 2004: 133). Dabei sind besonders die Lernfähigkeit und Innovationskraft, im Unterschied zu vergangenheitsorientierten finanziellen Ergebnissen, die entscheidenden Faktoren bei der zukünftigen Darstellung des Unternehmens (vgl. Paul 2005: 29). Daher kommt Kropp zu dem Ergebnis, dass Personalrisikomanagement "im Prinzip nichts anderes als ein zukunftsorientiertes Entscheidungsmanagement ist [...], welches Entscheidungsprozesse aus einer besonderen Risikoperspektive" (Kropp 2004: 133) darstellt. Demnach wird die Risikoperspektive Personal auch als potentielle Gefahr für die Unternehmensziele gesehen, welche durch Vernachlässigung bzw. suboptimale Nutzung der Mitarbeiterpotentiale entstehen können (vgl. Paul 2005: 29; Kropp 2004: 134).

Das sichtbar und voraussehbar machen von Risiken, dient der Begrenzung oder Vermeidung solcher. Gelingt es die Personalrisiken zu steuern und effizient zu managen so stecken darin große Chancen (vgl. Kobi 1999: 14; 2002: 16, 2012: 5).

12 Ausblick

Obwohl das Personalrisiko heute als bedeutsamer Faktor angesehen wird und die legislativen Rahmenbedingungen sich ständig ändern, gibt es derzeit immer noch keine gesetzlichen Vorgaben zur Durchführung eines PRM im klinischen Bereich (Steenberg 2015: 138). Hinzu kommt, dass bei der Messung personeller Risiken der Mensch als Individuum untersucht wird und die Komplexität eines intelligenten, selbständig denkenden Lebewesens nicht exakt quantitativ gemessen werden kann. Daher wird es nicht gelingen, jede Risikosituation im personellem Bereich zu entdecken und zu entschärfen (Steenberg 2015: 131).

Mit der hier vorgestellten Arbeit wurde versucht, beispielhaft ein Werkzeug zur Messung und Bewertung personeller Risiken in deutschen Kliniken zu entwickeln. Es bietet den Führungskräften in Zusammenarbeit mit der Personalabteilung eine Möglichkeit Risiken im Personalbereich frühzeitig zu erkennen und Steuerungsmaßnahmen einzuleiten.

Mit der entwickelten Kennzahlentabelle haben Führungskräfte ein Instrument, das ihnen erlaubt, in Verbindung mit weiteren in dieser Arbeit vorgestellten Instrumenten, Personalrisiken schnell und effektiv zu erkennen. Die Auswertung der harten und weichen Personalkennzahlen ermöglichen eine rechtzeitige und gute Eingrenzung der Risiken, sodass gezielt Maßnahmen eingeleitet werden können. Die Effektivität und Effizienz der durchgeführten Maßnahmen zeigt sich bei der anschließenden Kontrolle.

Wie wichtig mittlerweile die Anwendung eines solchen Instruments ist, zeigt sich in dem immer bedrohlicher werdenden Personalmangel in den deutschen Kliniken.

Natürlich gibt es nicht die ideale Lösung und auch nicht das "eine System" zur Erkennung personeller Risiken. Es sind vielmehr einzelne Bausteine und Möglichkeiten, die jedes Unternehmen, jede Klinik zur Verfügung hat um ein PRM-System, individuell auf ihre Bereiche zugeschnitten zu entwickeln und in das Human Resource Management zu integrieren. Die Implementierung eines PRM-Systems kann unterstützend dazu beitragen die Personalrisiken so gering wie möglich zu halten. Es ist eine Chance für die Kliniken dem bestehenden Personalmangel entgegenzuwirken. Voraussetzung dafür muss aber eine Verbesserung der Arbeitsorganisation, sowie ein partizipativer, offener Führungsstil und respektvoller Umgang gegenüber den Mitarbeitern sein. Nur so ist es möglich motivationsbedingte Fehlzeiten zu senken und den Mitarbeiter lange an die Klinik zu binden. Eine gelebte betriebliche Gesundheitsförderung als weitere Maßnahme, wirkt sich positiv auf die Reduktion von krankheitsbedingten Fehlzeiten aus.

Kobi formulierte treffenderweise, dass die Talente, Kompetenzen, Fertigkeiten und Fähigkeiten, die die Mitarbeiter als Humankapital ins Unternehmen einbringen, auch wieder verschwinden, wenn sie das Unternehmen verlassen. Daher ist es wichtig festzulegen, welche Mitarbeiter in Zukunft gebraucht werden und wie man sie gewinnt. Mindestens genauso wichtig ist auch die Motivation und Qualifizierung der Mitarbeiter, damit sie im Unternehmen bleiben (vgl. Kobi 1999: 14; 2002: 16).

Die Rückbesinnung auf den Menschen in Unternehmen kann nicht überraschen, denn Wachstum, Profitabilität und Innovation hängen direkt oder indirekt von den Mitarbeitern eines Unternehmens ab (vgl. Kobi 2002: 19 f.). Das Personal, auch Human Ressource, ist unbestritten die wertvollste und sensibelste Ressource des Unternehmens, denn ohne sie erfolgt keine Wertschöpfung (vgl. Kropp 2004: 132).

"Der Erfolg eines Unternehmens liegt in der Summe der Erfolge seiner Mitarbeiter."

(Jörg Rieder, Manager Digital Equipment)

Literaturverzeichnis

Ackermann, K.-F. (1999): Risikomanagement im Personalbereich Reaktionen auf die Anforderungen des KonTraG. Ackermann K.-F. (Hrsg.): Wiesbaden: Springer Fachmedien

Allmendinger, J.; Ebner, C. (2006): Arbeitsmarkt und demografischer Wandel. Die Zukunft der Beschäftigung in Deutschland, In: Zeitschrift für Arbeits- und Organisationspsychologie A&O, Jg. 50. Nr. 4 Seite 227-239. Göttingen, Bern: Hogrefe Verlag

Armutat, S. et al. (2009): Lebensereignisorientiertes Personalmanagement. Eine Antwort auf die demografische Herausforderung. Grundlagen, Handlungshilfen, Praxisbeispiele. Bielefeld: W. Bertelsmann Verlag GmbH& Co. KG

Baldin, K.-M. (2009): Employability für ältere Mitarbeiter. Eine neue Anforderung in der Personal- und Organisationsentwicklung. In: Employability - Herausforderungen für die strategische Personalentwicklung. Konzepte für eine flexible, innovationsorientierte Arbeitswelt von morgen. 4. Auflage, Speck, P. (Hrsg.): Wiesbaden: Gabler/GWV Fachverlage GmbH

Becker, L. (2005): Neue Herausforderungen im Personalmanagement. Best Practise - Reorganisation - Outsourcing. Wald, P.-M. (Hrsg.): Wiesbaden: Gabler/GWV Fachverlage GmbH

Behrens, B. (2009): Lebensphasenorientiertes Personalmanagement. Leistungs- und Beschäftigungsfähigkeit nachhaltig sichern. In: Strategisches Management von Personalrisiken. Konzepte, Instrumente, Best Practices. Klaffke, M. (Hrsg.): 1. Auflage. Wiesbaden: Gabler/GWV Fachverlage GmbH

Beutel, M (2009): Klinisches Risikomanagement. Ein Handbuch für Rehabilitationskliniken. Norderstedt: Books on Demand GmbH

Birker, K. (2004): Personalbindungsstrategien in Krisensituationen. Erschienen in: Personalbindung. Wettbewerbsvorteile durch strategisches Human Resource Management. Bröckermann / Pepels (Hrsg.): Berlin: Erich Schmidt Verlag

Bornemeier, O. (2002): Benchmarking in der Gesundheitsversorgung. Möglichkeiten und Grenzen. Berlin: Autorenverlag K.M. Scheriau

Böckmamn, R. (2007): Von der Selbstverwaltung zum regulierten Gesundheitsmarkt. Der gesundheitspolitische Steuerungswandel im ambulanten Sektor. PoliThesis Westfälische Wilhelms-Universität Münster Online im Internet: URL: https://www.uni-muenster.de/imperia/md/content/ graduate_school_of_politics/vonderselbstverwaltungzum reguliertengesundheitsmarkt.pdf (Stand: 07.09.2016).

Bröckermann, R. (2009): Personalwirtschaft. Lehr- und Übungsbuch für Human Resource Management. Stuttgart: Schäffer-Poeschel Verlag

Bröckermann, R.; Pepels, W. (2004): Personalbindung. Wettbewerbsvorteile durch strategisches Human Resource Management. Bröckermann / Pepels (Hrsg.): Berlin: Erich Schmidt Verlag.

Bundesministerium für Gesundheit (2016): Pressemitteilung vom 16. Juni 2016 zum Thema: Pflegefachkräftemangel. Online im Internet: URL: http://www.bundesgesundheitsministerium.de/index.php?id=646 (Stand: 24.06.2016).

Bundesministerium für Bildung und Forschung (2016): Bekanntmachung: Richtlinie zur Förderung klinischer Studien mit hoher Relevanz für die Versorgung älterer und hochaltriger Patientinnen und Patienten Förderinitiative "Gesund – ein Leben lang". Bundesanzeiger vom 30.06.2016. Online im Internet: URL: https://www.bmbf.de/foerderungen/bekanntmachung-1202.html (Stand: 27.06.2016).

Bundesministerium für Gesundheit (2015): Pressemitteilung 2015-4; Neuregelung im Jahr 2016 im Bereich Gesundheit und Pflege. Online im Internet: "URL: http://www.bmg.bund.de/presse/pressemitteilungen/ pressemitteilungen-2015-4/neuregelungen-2016.html (Stand: 24.06.2016)".

Buxel, H. (2011): Wie Pflegende am Arbeitsplatz zufriedener werden. In: Die Schwester Der Pfleger 05/11. Melsungen: Bibliomed Medizinische Verlagsgesellschaft.

Deters, J. et al. (2012): Integratives Talentmanagement Entwicklung, Umsetzung und nachhaltige Gestaltung. Lehrforschungsprojekt-Bericht der Leuphana Universität Lüneburg. Online im Internet: URL: http://www.leuphana.de/ fileadmin/user_upload/PERSONALPAGES/Fakultaet_2/Deters_Hans-Juergen/files/Integratives_Talentmanagement.pdf (Stand: 24.08.2016).

Deutscher Berufsverband für Pflegeberufe (DBfK) (2014): Kompensation von Personalausfällen in der Pflege. Ein Projekt der Bundesarbeitsgemeinschaft Pflege im Krankenhaus Online im Internet: URL: https://www.dbfk.de/media/docs/expertengruppen/pflege-im-krankenhaus/BAG-PiK-Kompensation.pdf (Stand: 24.06 2016).

Deutscher Bundestag (1994): Sozialbericht 1993 Unterrichtung durch die Bundesregierung. Drucksache 12/7130 Online im Internet: URL: http://dip21.bundestag.de/dip21/btd/12/071/1207130.pdf (Stand: 07.09.2016).

Deutsche Gesellschaft für Personalführung e.V. (DGFP) Herausgeber. (2014): Retentionsmanagement für die Praxis. Erfolgsentscheidende Mitarbeiter finden und binden. Band 108. Bielefeld: W. Bertelsmann Verlag GmbH & Co. KG

Deutsche Gesellschaft für Personalführung e.V. (DGFP) Herausgeber. (2004): Retentionsmanagement: Die richtigen Mitarbeiter binden: Grundlagen, Handlungshilfen, Praxisbeispiele. 1. Auflage. Bielefeld: Bertelsmann Verlag

Deutsches Netz Gesundheitsfördernder Krankenhäuser und Gesundheitseinrichtungen e.V. (DNGfK). Online im Internet: URL: http://dngfk.de/ suche/nach/who+projekt+gesundheitsf%C3%B6rdernde+krankenh% C3%A4user (Stand: 29.07.2016).

DUDEN (2015): Das Fremdwörterbuch Band 5, 11. Auflage. Mannheim: Dudenverlag.

Drumm, H. J. (2004): Organisatorische und personalpolitische Risikoanalysen als Grundlagen Corporate Governance, in: Gillenkirch, R. M./ Schauenberg, B./ Schenk-Mathes, H. Y./ Velthuis, L. J. (Hrsg.): Wertorientierte Unternehmenssteuerung. Festschrift für Helmut Laux, 2004, Seite 1 - 21, Heidelberg: Springer Verlag

Eckelt W. (2014): Der Erfolg hängt an den Mitarbeitern - ohne das richtige Management kein profitables Wachstum. In: Ebel, B.; Hofer, M. B. (Hrsg.), Automotive Management, Strategie und Marketing in der Automobilwirtschaft, 2. Auflage. Berlin, Heidelberg : Springer Gabler Verlag.

Esch, F.-R.; Hartmann, K.; Strödter, K. (2008): Analyse und Stärkung des Markencommitment in Unternehmen, in: Tomczak, T./Esch, F.-R./Kernstock, J./Herrmann, A. (Hrsg.): Behavioral Branding. Wie Mitarbeiterverhalten die Marke stärkt, 1. Auflage, S. 123-139 Wiesbaden: Gabler Verlag

Fischer, W. (2002): Diagnosis Related Groups (DRG`s) und Pflege. Bern: Hans Huber Verlag.

Felfe, J. (2008): Mitarbeiterbindung. Göttingen: Hogrefe Verlag

Fleßa, S. (o. J.): Gesundheitsmanagement 1 Teil 3b. Lst. für Allgemeine Betriebswirtschaftslehre und Gesundheitsmanagement Universität Greifswald. Powerpoint Präsentation von Steffen Fleßa Online im Internet: URL: http://images.google.de/imgres?imgurl=http%3A%2F%2Fimages.slideplaye r.org%2F26%2F8900512%2Fslides%2Fslide_6.jpg&imgrefurl=http%3A%2 F%2Fslideplayer.org%2Fslide%2F8900512%2F&h=720&w=960&tbnid=1M YCs3HmL7OJIM%3A&docid=HjclAzieYK5PBM&ei=DUIyV-2gM6XB6ATB-K7AAg&tbm=isch&iact=rc&uact=3&dur=1176&page=2&start=25&ndsp=39 &ved=0ahUKEwit293ZucrNAhWlIJoKHUG8CygQMwh4KCwwLA&bih=763 &biw=1600 (Stand: 27.06.2016).

Führing, M.; Gausmann, P. (2004): Klinisches Risikomanagement im DRG Kontext. Stuttgart: Kohlhammer.

Führing, M. (2004): Risikoberichterstattung über Humanressourcen - Eine empirische Analyse der DAX 30, in: Zeitschrift für Personalforschung, Heft 2, 2004: Seite 183 - 206. Mering: R. Hampp Verlag

Führing, M. (2006): Risikomanagement und Personal. Management des Fluktuationsrisikos von Schlüsselpersonen aus ressourcenorientierter Perspektive. Wiesbaden: Deutscher Universitäts-Verlag.

Gabler Wirtschaftslexikon (2016): Stichwort: Erwerbspersonenpotenzial. Version 12, Wiesbaden: Springer Gabler Verlag (Hrsg.), Online im Internet: URL: http://wirtschaftslexikon.gabler.de/Archiv/2158/ erwerbspersonenpotenzial-v12.html (Stand: 18.05.2016).

Gabler Wirtschaftslexikon (2016): Stichwort: Personalkennzahlen. Version 7, Wiesbaden: Springer Gabler Verlag (Hrsg.), Online im Internet: URL: http://wirtschaftslexikon.gabler.de/Archiv/85216/personalkennzahlen-v7.html (Stand: 10.11.2016).

Gary, A. (2013): Konzeptionelle Grundlagen eines marktorientierten strategischen Krankenhauscontrollings. Eine theoretische und empirische Untersuchung. Online im Internet: URL: http://www.uni-kassel.de/ upress/online/frei/978-3-86219-650-0.volltext.frei.pdf (Stand: 22.08.2016).

Goedereis, Klaus (1999): Finanzierung, Planung und Steuerung des Krankenhaussektors. Köln: Josef EUL Verlag

Graf, A. (2007): Grundlagen der Lebenszyklusorientierten Personalentwicklung. In: Moderne Personalentwicklung. Mitarbeiterpotenziale erkennen, entwickeln und fördern. Thom, N. / Zaugg, R .J.(Hrsg.) 2. überarbeitete Auflage. Wiesbaden: Gabler Verlag

Graf, A. (2001): Lebenszyklusorientierte Personalentwicklung. Ein Ansatz für die Erhaltung und Förderung von Leistungsfähigkeit und -bereitschaft während des gesamten betrieblichen Lebenszyklus. In: iomanagement Ausgabe Nr. 3 2001 Online im Internet: URL: http://www.bwl-online.com/500KapitelOrdner/520KapitelOrdner/IOM-03_2001%2872dpi%29.pdf (Stand 06.08.2016).

Hochrein, K. (1999): Das Gesetz zur Kontrolle und Transparenz im Unternehmensbereich. KonTraG und die Folgen für das Personalmanagement. Erschienen in: Ackermann, K.-F. (Hrsg.): Risikomanagement im Personalbereich - Reaktionen auf die Anforderungen des KonTraG. Wiesbaden: Springer Fachmedien

Hollender-Matatko, H.; Brauweiler, J. (2005): Wertorientiertes Personalmanagement in der Praxis. Voraussetzungen und Beispiele der Umsetzung. in: Neue Herausforderungen im Personalmanagement. Best Practices - Reorganisation - Outsourcing. Wald, P. M. (Hrsg.) Wiesbaden: Gabler Verlag

Huber, A. (2010): Personalmanagement. Vahlens Kurzlehrbücher. München: Verlag Franz Vahlen

Institut für Arbeitsmarktforschung und Berufsforschung (IAB) (2011): Kurzbericht 16/2011, Aktuelle Analysen aus dem Institut für Arbeitsmarkt- und Berufsforschung. Online im Internet: "URL: http://doku.iab.de/ kurzber/2011/kb1611.pdf (Stand: 01.07.2016)".

Isfort, M.; Weidner, F.; Gehlen, D. (2012): Pflege-Thermometer 2012. Eine bundesweite Befragung von Leitungskräften zur Situation der Pflege und Patientenversorgung auf Intensivstationen im Krankenhaus. Herausgegeben von Deutsches Institut für angewandte Pflegeforschung e.V. (dip), Köln. Online im Internet: "URL: http://www.dip.de/fileadmin/data/pdf/ projekte/Pflege_Thermometer_2012.pdf (Stand: 20.03.2016)".

Isfort, M.; Gehlen, D.; Klostermann, J.; Siegling, B. (2014): Pflege-Thermometer 2014. Eine bundesweite Befragung von leitenden Pflegekräften zur Pflege und Patientenversorgung von Menschen mit Demenz im Krankenhaus. Herausgegeben von Deutsches Institut für angewandte Pflegeforschung e.V. (dip), Köln. Online im Internet: URL: http://www.dip.de/ fileadmin/data/pdf/projekte/Pflege-Thermometer_2014.pdf

Janssen, D. (1999): Wirtschaftlichkeitsbewertung von Krankenhäusern. Stuttgart: Kohlhammer Verlag

Kanning, U. P. (2007): Förderung sozialer Kompetenzen in der Personalentwicklung. Kanning, U.P. (Hrsg.) Göttingen: Hogrefe Verlag

Kast, R. (2009): Lebensphasenorientierte Arbeitszeit und Weiterbildung. Erschienen in: Employability - Herausforderungen für die strategische Personalentwicklung. Speck, P. (Hrsg.) 4. Auflage Wiesbaden: Gabler/GWV Fachverlage GmbH

Kavaler, F.; Spiegel, A.D. (2003): Risk Management in Health Care Institutions. 2. Aufl. Boston: Jones and Bartlett. In: Kahla-Witsch, H.; Patzer,O. (2007): Risikomanagement für die Pflege. Seite 45. Stuttgart: Kohlhammer Verlag

Klaffke, K. (2009): Strategisches Management von Personalrisiken. Konzepte, Instrumente, Best Practices 1. Auflage, Wiesbaden: Gabler/GWV Fachverlage GmbH

Klöti, L. (2008): Personalrisiken. Qualitative und quantitative Ansätze für das Management von Personalrisiken. Bern, Stuttgart, Wien: Haupt Verlag

Kobi, J.-M. (1999): Personalrisikomanagement. Wiesbaden: Gabler Verlag

Kobi, J.- M. (2002): Personalrisikomanagement. Strategien zur Steigerung des People Value. 2., überarbeitete Auflage. Wiesbaden: Springer Verlag

Kobi, J.- M. (2012): Personalrisikomanagement. Strategien zur Steigerung des People Value. 3., vollständig überarbeitete Auflage. Wiesbaden: Springer Gabler Verlag

Kompakt-Lexikon (2013): Kompakt-Lexikon Management. 2000 Begriffe nachschlagen, verstehen, anwenden. Wiesbaden: Springer Fachmedien

Kropp, W. (2004): Entscheidungsorientiertes Personalrisikomanagement. Erschienen in: Personalbindung. Wettbewerbsvorteile durch strategisches Human Resource Management. Bröckermann / Pepels (Hrsg.): Berlin: Erich Schmidt Verlag

Lappalainen, J.; Mikkonen, P.; Murtonen, M.; Piispanen, P.; Salminen, S.; Viori, M. (2000): Online im Internet: "URL: http://virtual.vtt.fi/virtual/pkrh/pdf/de/personalrisikomanagement-broschure-4-1.pdf (Stand: 08.05.2016)".

Leidig, G. (2007): Personal-Risikomanagement und Zukunftsherausforderung - Konzeption, Gestaltung, Instrumente. Erschienen in: ZRFG: Risk, Fraud & Governance; Prävention, Transparenz, Organisation. 2. Jahrgang 2007, Seite 122-130. Erich Schmidt Verlag

Lisges, G.; Schübbe, F. (2009): Personalcontrolling. Personalbedarf planen, Fehlzeiten reduzieren, Kosten steuern. 3. Auflage, München: Haufe Verlag

Lümmer, D.R. (2011): Risikomanagement im Gesundheitswesen - Eine ökonomische Nutzen-Analyse unter Einbezug der Haftpflichtversicherungsprämien. Dissertation Online im Internet: URL: http://duepublico.uni-duisburg-essen.de/servlets/DerivateServlet/Derivate-26767/Dissertation_Risikomanagement_Gesundheitswesen.pdf (Stand 05.11.2016).

Middendorf, C. (2006): Klinisches Risikomanagement. 2. Auflage. Berlin: LIT Verlag

Müller, A. (2003): Risikomanagement und KonTraG. München: GRIN Verlag

Münch, J. (1995): Personalentwicklung als Mittel und Aufgabe moderner Unternehmensführung. Bielefeld: Bertelsmann Verlag

Oertel, J. (2007): Generationenmanagement im Unternehmen. 1. Auflage Wiesbaden: Deutscher Universitäts-Verlag

Oswald, D. A. et al (2010): Fachkräftemangel Stationärer und ambulanter Bereich bis zum Jahr 2030. PricewaterhouseCoopers (Hrsg.): Online im Internet: "URL: http://www.pwc.de/de/gesundheitswesen-und-pharma/assets/fachkraeftemangel.pdf (Stand: 01.07.2016)".

Oswald, J.; Heinrichs, C. (2011): Gestaltungsansätze für ein Risikomanagement. In: Zapp, W. (Hrsg) Risikomanagement in stationären Gesundheitseinrichtungen Heidelberg: medhochzwei Verlag

Parment, A. (2009): Die Generation Y. Mitarbeiter der Zukunft. Herausforderung und Erfolgsfaktor für das Personalmanagement 1. Auflage Wiesbaden: Gabler Verlag

Paul, C. (2005): Personalrisikomanagement. Arbeitspapier 112, Hans-Böckler-Stiftung (Hrsg.) Online im Internet: "URL: http://www.boeckler.de/pdf/p_arbp_112.pdf (Stand: 20.03.2016)".

Paul, C. (2011): Personalrisikomanagement aus ressourcentheoretischer Perspektive. Reihe: Personal, Organisation und Arbeitsbeziehungen. Band 50 Becker, F. G. und Oechsler, W. A. (Hrsg.). Lohmar, Köln: EUL Verlag

Pletke, M. (2009): Personal(-risiko)management des demografischen Wandels. Arbeitspapier/Abteilung Wirtschaft, Fachhochschule Hannover. Online im Internet: "URL: http://f4.hs-hannover.de/fileadmin/media/doc/f4/ Aktivitaeten/Veroeffentlichungen/2009/mp-09-10.pdf (Stand: 31.05.2016)".

Przybilla, A. (2008): Personalrisikomanagement - Mitarbeiterbindung und die Relevanz für Unternehmen. Wismarer Diskussionspapiere Heft 07/2008. Online im Internet: URL: http://www.wi.hs-wismar.de/~wdp/ 2008/0807_Przybilla.pdf (Stand: 20.03.2016).

Rading, J. (2009): Lebenszyklusorientierte Personalentwicklung in Zeiten des demografischen Wandels. Eine empirische Untersuchung mit dem Ziel, das Konzept zu validieren und Zusammenhänge mit personalstrategisch relevanten Variablen aufzuzeigen. Hamburg: Diplomica Verlag GmbH

Reifferscheid, A.; Thomas, D.; Pomorin, N.; Wasem, J. (2014): Instrumente zur Personalbemessung und -finanzierung in der Krankenhauspflege in Deutschland. Diskussionsbeitrag Nr. 204 September 2014. Online im Internet: URL: https://gesundheitspolitik.verdi.de/++file++5407f2ffaa 698e36700005a3/download/DP%20204-Wasem-endg.pdf (Stand: 23.08 2016).

Reifferscheid, A.; Thomas, D.; Pomorin, N.; Wasem, J. (2015): Strukturwandel in der stationären Versorgung. In Krankenhausreport 2015. Stuttgart: Schattauer Verlag

Senatsverwaltung für Gesundheit und Soziales Berlin Abteilung Gesundheit. Krankenhausfinanzierung in Berlin. Online im Internet: URL: https://www.berlin.de/sen/gesundheit/themen/stationaere-versorgung/krankenhaus-finanzierung/ (Stand: 23.08.2016).

Schmidt, C.; Bauer, J.; Schmidt, K.; Bauer, M. (2013): Betriebliches Gesundheitsmanagement im Krankenhaus. Strukturen. Prozesse und das Arbeiten im Team gesundheitsfördernd gestalten. Berlin: Medizinisch Wissenschaftliche Verlagsgesellschaft

Scholz, C. (2013): Personalmanagement, Informationsorientierte und verhaltenstheoretische Grundlagen 6., neubearbeitete und erweiterte Auflage. München: Verlag Franz Vahlen

Scholz, C. (2014): Grundzüge des Personalmanagements 2., überarbeitete Auflage. München: Verlag Franz Vahlen

Schräder-Naef, R. (1999): Bedeutung der Bildungsbiographie für die Personalförderung. In: Personalförderung im Unternehmen: Bildung, qualifizierende Arbeit und Netzwerke für das 21. Jahrhundert Seite 117-130. Zürich: Ruegger

Schumacher, G. (2011): Nutzung moderner Kommunikationsmedien im Personalmarketing für Berufsstarter unter besonderer Berücksichtigung von Sozial Media. Hamburg: Diplomica Verlag GmbH

Simon, M. (2009): Personalabbau im Pflegedienst der Krankenhäuser: Hintergründe, Ursachen, Perspektiven: In Pflege & Gesellschaft, 14. Jg. Heft 2, Seite 101-123. Verlagsgruppe Beltz Julius Beltz Verlag GmbH & Co. KG

Statistisches Bundesamt (2010): Demografischer Wandel in Deutschland. Auswirkungen auf Krankenhausbehandlungen und Pflegebedürftige im Bund und in den Ländern. Heft 2, Online im Internet: URL: https://www.destatis.de/DE/Publikationen/Thematisch/Bevoelkerung/Demo grafischerWandel/KrankenhausbehandlungPflegebeduerftige 5871102109004.pdf?__blob=publicationFile (Stand: 01.07.2016).

Statistisches Bundesamt (2015): Gesundheit, Grunddaten der Krankenhäuser 2014. Fachserie 12 Reihe 6.1.1 Online im Internet: URL: https://www.destatis.de/DE/Publikationen/Thematisch/Gesundheit/Kranken haeuser/GrunddatenKrankenhaeuser2120611157004.pdf?__blob =publicationFile (Stand: 20.10.2016).

Statistisches Bundesamt (2015): Bevölkerung Deutschlands bis 2060. 13. koordinierte Bevölkerungsvorausberechnung. Online im Internet: URL: https://www.destatis.de/DE/Publikationen/Thematisch/Bevoelkerung/Vorau sberechnungBevoelkerung/BevoelkerungDeutschland2060Presse 5124204159004.pdf?__blob=publicationFile (Stand: 25.07.2016).

Steenberg, K. (2015): Personelle Risiken messen mit dem Bellheimer Verfahren: Eine innovative Methode für Krankenhäuser. Wiesbaden: Springer Verlag

Steinbrück, J. (2001): Von der Fürsorge zur Leistung? Neue Personal-(entwicklungs) konzepte in der Sozialen Arbeit -am Beispiel Diakonie. Aachen: Verlag Mainz

Stührenberg, L. (2004): Ökonomische Bedeutung des Personalbindungsmanagement für Unternehmen. In: Personalbindung. Wettbewerbsvorteile durch strategisches Human Resource Management. Bröckermann / Pepels (Hrsg.): Berlin: Erich Schmidt Verlag.

Thielhorn, U. (2012): Akademisierung in der Pflege In: Pflege im Wandel gestalten - Eine Führungsaufgabe; Lösungsansätze, Strategien, Chancen. Bechtel, P.; Smerdka-Arhelger, I. (Hrsg.), Berlin, Heidelberg: Springer Verlag

Vater, G.; Kuntner-Schweickhardt, U. (2003): War for talents!? In: Beratung in der Veränderung. Grundlagen, Konzepte, Beispiele. Lobnig, H.; Schwendenwein, J.; Zvacek, L. (Hrsg.), 1. Auflage. Wiesbaden: Gabler Verlag

Wucknitz, U. D. (2005): Personal-Rating und Personal-Risikomanagement, Wie mittelständische Unternehmen ihre Bewertung verbessern. Stuttgart: Schäffer-Poeschel Verlag

Wucknitz, U. D.; Heyse, V. (2008): Kompetenzmanagement in der Praxis. Band 3. Retention Management. Schlüsselkräfte entwickeln und binden. Arbeitsblätter, Checklisten, Softwarelösung. Münster: Waxmann Verlag

Zaugg, R. J.; Blum, A.; Thom, N. (2001): Nachhaltiges Personalmanagement. Spitzengruppenbefragungen in europäischen Unternehmungen und Institutionen. Universität Bern, Institut für Organisation und Personal (IOP). Bern: IOP-Verlag Online im Internet: URL: https://www.empiricon.ch/assets/Publikationen/Personalmanagement/03 .4-DE-nachhaltiges-personalmanagement-2001.pdf (Stand: 21.11.2016).

Zaugg, R. J. (2007): Moderne Personalentwicklung. Mitarbeiterpotenziale erkennen, entwickeln und fördern. Thom, N. und Zaugg R.- J. (Hrsg.), 2. Auflage. Wiesbaden: Gabler Verlag

Zaugg, R. J. (2009): Nachhaltiges Personalmanagement. Eine neue Perspektive und empirische Exploration des Human Resource Management. 1. Auflage Wiesbaden: Gabler Verlag

Anlagen

Anlage 1: Kennzahlentabelle

Name der Station und Bettenzahl			Jan.	Feb.	März	April	Mai	Juni	Juli	Aug.	Sept.	Okt.	Nov.	Dez.
Personalpla-nung	Vollzeitstellen	Soll												
		Ist												
	Belegungsquote													
	Stellenvakanzen													
	Überstunden													
	ZA - Einsatz													
Qualifikation	Qualifikation	Pflegefachkraft												
		Pflegehelfer												
		Servicekräfte												
	Zusatzqualifikation	A&I												
		Painnurse												
		IMC												
Fluktuation	Fluktuation	Kündigung												
		Rente/Tod												
		Schwangerschaft/ Elternzeit												
		Stationswechsel												
		Neueinstellung												
Fehlzeiten	Krankheitsquote													
	Fehlzeitenquote gesamt													
	Langzeitkrank													

IMC-Abteilung 2016		Jan	Feb	März	April	Mai	Juni	Juli	Aug	Sept	Okt	Nov	Dez
Vollzeitstellen	Soll	66	66	66	66	66	66	66	66	66	66	66	66
	Ist	56,8	57,9	60,3	62,4	65,4	67,4	63,2	62,5	61,2	58,4	60,3	
Belegungsquote %		89	95	100	100	92	96	89	92	94	100	100	
Stellenvakanzen		9,2	8,1	5,7	3,6	0,6	0	2,8	3,5	4,8	7,6	5,7	
Überstunden gesamt		630	630	590	580	490	400	370	360	320	320	290	
ZA Einsatz in VK		7	6	5	3	0	0	0	3	4	6	5	
Qualifikation nach Anzahl	GuKP	68	69	71	73	74	74	74	74	73	71	71	
	GPA	5	5	6	6	6	7	7	7	5	5	5	
	PH	5	5	4	4	4	4	4	5	5	5	5	
	Service	4	4	4	4	4	4	4	4	4	4	4	
	IMC, A&I	30	25	25	26	27	27	27	27	25	24	24	
Zusatzqualifikation	Painnurse	2	1	1	1	1	1	0	0	0	0	1	
	Wundmanager	2	2	2	2	2	1	1	1	1	0	0	
	Stationsleitung	1	1	1	1	1	1	1	1	1	1	1	
Fluktuation	Kündigung	5	2	2	0	0	0	0	0	0	2	2	
	Rente	1	0	0	0	0	1	0	0	0	0	0	
	Tod	0	0	0	0	0	0	0	0	0	0	0	
	Schwangerschaft/Elternzeit	2	2	2	2	2	2	2	2	1	1	1	
	Stationswechsel	1	2	1	1	0	0	0	0	0	0	1	
	Neueinstellung	2	1	2	2	3	0	0	1	0	0	2	
Krankheitsquote in %		25	25	25	15	5	5	12	15	15	7,5	8	
Fehlzeitenquote gesamt		31	30	28	20	10	15	20	20	20	15	12,5	
Langzeitkrank		2	2	2	2	1	0	2	2	1	1	1	

Frühwarn-Indikatoren für Organisationen

1a. Gefahren-Indikatoren (Messgrößen)

- Zunehmende Anzahl von externer Wettbewerber
- Abnehmende Anzahl von Arbeitslosen in relevanten Bereichen
- Sich verbessernde Konjunktur
- Zunehmende Anzahl von Eigenkündigungen von Führungskräften
- Zunehmende Anzahl externer Stellenbesetzungen
- Zunehmende Häufigkeit interner Wechselanfragen
- Abnehmende Investitionen in die Personalentwicklung
- Abnehmende Vergütung relativ zum Wettbewerb
- Sich verschlechterndes Image des Unternehmens
- Zunehmender Zeitbedarf zum Besetzen von Vakanzen

1b. Gefahren-Indikatoren (Schätzgrößen)

- Zunehmender Leistungsdruck
- Sich verschlechternde Wettbewerbssituation des Unternehmens
- Abnehmender Umfang und sinkende Qualität von Sozialleistungen
- Abnehmende Betreuungsintensität für die Mitarbeiter
- Abnehmende Anzahl positiver Äußerungen zum Unternehmen
- Abnehmende Einzigartigkeit des Unternehmens
- Zunehmende Attraktivität der Wettbewerbsangebote
- Abnehmende persönliche und fachliche Qualität der Führungskräfte
- Zunehmende Eigenkündigungen von Meinungsbildnern
- Zunehmender Widerstand beim Lösen personalwirtschaftlicher Probleme

2a. Krisen-Indikatoren (Messgrößen)

- Zunehmende Fluktuation (Nach Zielgruppen)
- Zunehmender Krankenstand (Nach Zielgruppen)
- Abnehmende Innovationsrate
- Zunehmende Anzahl arbeitsrechtlicher Auseinandersetzungen
- Abnehmende Anzahl von Verbesserungsvorschlägen
- Abnehmender Absatzanteil der Neuprodukte
- Zunehmende Anzahl von Abwerbeversuchen durch Externe
- Abnehmende Produktivität bzw. Durchschnittsleistung
- Zunehmende Fehlerrate z.B. in der Produktion
- Sich verschlechternde Führungskräfte-Beurteilungen

2b. Krisen-Indikatoren (Schätzgrößen)

- Abnehmende Leistungsbereitschaft
- Zunehmendes Mobbing gegen das Unternehmen
- Abnehmende Bereitschaft zur Mehrarbeit

- Abnehmende Teilnahmebereitschaft an Projekten
- Zunahme der Konsultationen des Betriebsrates durch Mitarbeiter
- Abnehmende Arbeitszufriedenheit und sich verschlechterndes Klima
- Abnehmendes Vertrauen in das Unternehmen
- Abnehmende Mitarbeiterqualität ("Stars" im MA- Portfolio)
- Abnehmende Kooperationsbereitschaft zwischen Abteilungen
- Verstärktes Einholen von Wettbewerbsinformationen durch Mitarbeiter

Frühwarn-Indikatoren für Personen

1. Individuelle Gefahren-Indikatoren

- Mitarbeiter nimmt weniger häufig an Treffen mit Kollegen teil (z.B. abends, Mittagessen)
- Mitarbeiter übernimmt weniger bereitwillig zusätzliche Aufgaben
- Mitarbeiter reagiert auf fachliche Probleme im Umfeld mit Ironie oder Verleugnung
- Mitarbeiter engagiert sich weniger bei Projekten, Sonderaufgaben oder Tätigkeiten außerhalb seines Kerngeschäftes
- Mitarbeiter bespricht mit Kollegen und Vorgesetzten häufig die negativen Aspekte der eigenen Tätigkeit, des Unternehmens etc.
- Mitarbeiter hat private Probleme (Familie, Gesundheit, Umfeld)
- Mitarbeiter äußert Belastungsgefühle
- Mitarbeiter zeigt sich häufiger schlecht gelaunt oder verhält sich in untypischer, ungewohnter Weise
- Mitarbeiter zeigt abnehmende Arbeitsintensität (Arbeitszeit insgesamt, Pausenzeiten, Verhalten am Arbeitsplatz)
- Mitarbeiter wird häufig in Konflikte mit Kollegen verstrickt
- Mitarbeiter äußert berufliche Entwicklungswünsche, die so wie gewünscht im Unternehmen nicht umsetzbar sind
- Mitarbeiter kritisiert häufiger sein Umfeld (Unternehmen, Führung, Team)
- Mitarbeiter äußert sich skeptisch über die Unternehmensstrategie bzw. über die Zukunftschancen des Unternehmens
- Mitarbeiter wirkt gereizt, unausgeglichen, verstimmt oder in sich gekehrt
- Mitarbeiter bringt weniger Ideen und Verbesserungsvorschläge in die Arbeit ein
- Mitarbeiter erhält neue Vorgesetzte und war mit bisherigen sehr zufrieden bzw. stark an diese gebunden
- Mitarbeiter erhält neue Aufgaben und war mit bisherigen Aufgaben sehr zufrieden
- Mitarbeiter engagiert sich zunehmend stark außerhalb des Unternehmens (Hobbies, soziales Engagement, Netzwerke)
- Mitarbeiter ist weniger bereit, anderen zu helfen
- Mitarbeiter durchläuft einen wichtigen privaten Veränderungsprozess

2. Individuelle Krisen-Indikatoren

- Mitarbeiter zeigt erhöhte Fehlzeiten
- Mitarbeiter spricht negativ über seine aktuelle Beschäftigung (Unternehmen, Führung, Arbeit, Team) gegenüber Dritten
- Mitarbeiter bewirbt sich intern für Funktionen, für die offensichtlich keine Eignung gegeben ist
- Mitarbeiter befragt Vorgesetzte nach Zukunftsaussichten des Bereiches/des Unternehmens/der eigenen Person und äußert sich septisch oder zurückhaltend zu den Antworten

- Mitarbeiter bewirbt sich innerhalb kurzer Zeit mehrfach in einem anderen Bereich
- Mitarbeiter wirkt deprimiert, wütend, angespannt, schlecht gelaunt
- Mitarbeiter reagiert nicht offen bzw. ausweichend auf direkte Fragen der Vorgesetzten nach der Befindlichkeit
- Mitarbeiter spricht über attraktive, externe Beschäftigungsmöglichkeiten
- Mitarbeiter wird vermehrt von externen Personalvermittlern angesprochen
- Mitarbeiter äußert gegenüber Dritten Überlegungen zur eigenen Zukunft im Unternehmen bzw. außerhalb des Unternehmens
- Mitarbeiter holt Informationen über externe Beschäftigungsmöglichkeiten ein
- Mitarbeiter verlangt vom Vorgesetzten kurzfristige Veränderung (Aufgabe, Vergütung, etc.), die nicht umsetzbar sind bzw. nicht umgesetzt werden
- Mitarbeiter bewirbt sich extern
- Mitarbeiter distanziert sich deutlich von seinem bisherigen beruflichen Umfeld (schränkt Kontakte ein, kommuniziert nur noch reaktiv)
- Mitarbeiter zeigt schlechteren Gesundheitszustand (Krankheiten, körperliche Beschwerden)
- Mitarbeiter wird wiederholt Ziel von starken Mobbing-Attacken
- Mitarbeiter verstrickt sich in Auseinandersetzungen mit wichtigen Personen im Unternehmen (Leitung, Führungskräfte, Meinungsbildnern)
- Mitarbeiter provoziert andere und fordert Streits heraus
- Mitarbeiter klagt häufiger über Aspekte seiner Beschäftigung gegenüber den eigenen Führungskräften
- Mitarbeiter meldet sich häufiger wegen eher geringfügiger Erkrankungen ab